JN199800

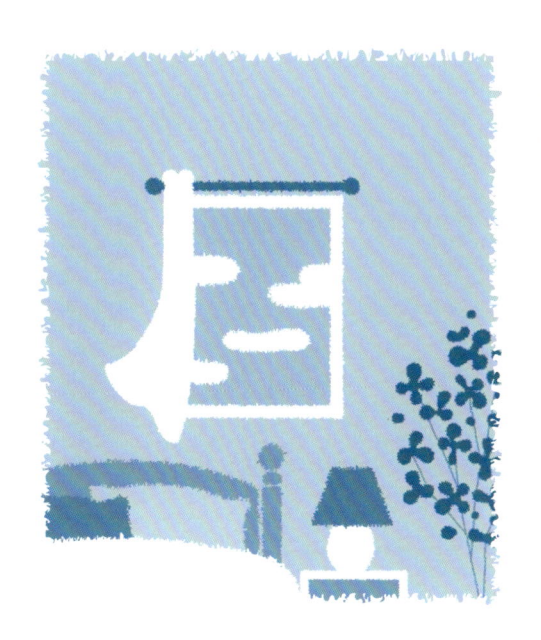

毎日を平穏にする

ヨーガの習慣

赤根彰子

清流出版

はじめに

ॐ

　毎日を平穏に過ごしたいと望んでいます。

　けれど、日々、いろいろな出来事が起こり、そのことに気持ちが巻き込まれていきます。そのため、こころはなかなか穏やかではいられなくなるのです。

　朝は、スッキリ目覚めて、昼は、こころ穏やかに過ごし、夜は、ぐっすり眠りたい。

　そのシンプルなことが難しく、朝は、グダグダ憂鬱（ゆううつ）で、昼は、イライラして過ごし、夜は、なかなか眠れず疲れがたまる。

　なんとなく、時間を無駄にしている、気持ちを損しているような感じがします。それをなんとかしたいと思います。

　インド五千年の秘法であるヨーガは、精神統一法で、こころを平穏に過ごす智慧を示してくれています。

　それを日々の生活にとりいれ、習慣にすることで、毎日を平穏に

することが可能となります。

　本書『毎日を平穏にするヨーガの習慣』は、朝の目覚めから、日中の過ごし方、夜の時間、眠りにつくまでの、ヨーガによるこころのあり方、生活の仕方、ものの考え方を記（しる）しています。

　そして、ヨーガ未経験の方でもできる、ちょっとしたこころやからだのほぐし方や、リラックス法なども紹介しています。

　なんだか、こころが乱れる、からだが固まっている。そう感じているとしたら、毎日の暮らしにヨーガをとりいれて、平穏で、自由で、幸せな日々へと進化させたいです。

　それでは、さっそく『毎日を平穏にするヨーガの習慣』をはじめましょう。

もくじ

はじめに　2

朝のヨーガ
Morning Yoga

目覚めること　10

自然が教えてくれること　11

暁の礼拝　13

窓を開ける　14

風の礼拝　15

朝の呼吸　16

朝の瞑想　17

晴れの日の朝　18

太陽の礼拝　19

太陽の調氣法　20

曇りの日の朝　22

雨の日の朝　23

雨の礼拝　24

一日をはじめる姿勢　26

呼吸とこころの関係　27

からだとこころを伸ばす　28

暁の礼拝（簡単・ワンポーズ）　30

風の礼拝（簡単・ワンポーズ）　32

太陽の礼拝（簡単・ワンポーズ）　34

雨の礼拝（簡単・ワンポーズ）　36

日々のヨーガ
Daily Yoga

今日というドラマ　40

はじめるということ　41

くり返すけれど、
くり返さない　42

仕事・家事のヨーガ　43

こころを平穏に保つために　44

　傷つけない／言霊がもたらすもの／奇
跡の縁／集中する／環境を整える／清
浄を保つ／精神的成長のために／ハー
ドルを越えていく／超越する

こころの状態を知る　53

　散漫なこころ／不安定なこころ／興奮
したこころ／沈んだこころ／安定したこ
ころ

からだとこころの
消化力を高める　58

　からだの消化力／火の礼拝／こころの
消化力

火の礼拝（簡単・ワンポーズ）　62

　消化力を高める浄化法

午後のヨーガ

Afternoon Yoga

人間関係に悩まないために　66

息が合う瞬間　67

人との関係の築き方　68

バランスをとる　70

樹の礼拝　71

バランスをとる調氣法　72

からだとこころの中の流れ　74

からだの流れを良くする／こころの流れを良くする

水の礼拝　77

目の疲れをとりのぞく　78

冷静にする、涼しくする調氣法　79

樹の礼拝（簡単・ワンポーズ）　80

水の礼拝（簡単・ワンポーズ）　82

夕方のヨーガ

Evening Yoga

カルマ（原因と結果）の法則　86

地に足をつける　87

大地の礼拝　88

こころの統一を妨げるもの　89

病気／怠惰／呼吸の乱れ／激しい執着／誤った見方／動揺／苦しみ／疑いの気持ち／焦り

気持ちの闇を払うこと　99

大地の礼拝（簡単・ワンポーズ）　100

夜のヨーガ

Night Yoga

自分の中にある輝く星　104

星の礼拝　105

邪気を払う　106

こころを癒す　107

月の礼拝　108

月の調氣法　109

月の瞑想　110

天の礼拝　111

深いリラックス　112

夜の礼拝　114

夜の瞑想　115

ぐっすり眠るために　116

一日を閉じるとき　117

星の礼拝（簡単・ワンポーズ）　118

月の礼拝（簡単・ワンポーズ）　120

天の礼拝（簡単・ワンポーズ）　122

夜の礼拝（簡単・ワンポーズ）　124

休日のヨーガ

Holiday Yoga

休日の過ごし方　128

リセットすること　129

ニュートラルに戻る　130

からだとこころの
メンテナンス　131

判断しない日　133

姿勢を整えるために　134

腹筋をつける（簡単・ワンポーズ）／背
筋をつける（簡単・ワンポーズ）／側筋
をつける（簡単・ワンポーズ）

自由という風・自由という光　140

毎日を平穏にする
ヨーガの習慣　141

おわりに　142

＊注意事項

ポーズや呼吸法をするときは、無理しないようにご注意ください。

持病などある方は、かかりつけの医師にお確かめの上、行うようにお願いいたします。

装丁・組版……松永大輔
イラスト……小巻
12礼拝・象徴イラスト（p.31、33、35、37、63、81、83、101、119、121、123、125）……赤根彰子

Morning Yoga

目覚めること

　世界は、まだ闇に包まれています。やがて、夜が明けて、そろそろ目覚める時間です。

　ヨーガでは、「起きること」と「目覚めること」は違って、起きることは、目を開けて活動しはじめることで、目覚めるとは、迷いの世界（闇）から抜け出すことを指します。

　わたしたちは、毎朝、起きますが、迷いの世界にいるとしたら、まだ目覚めていないということになります。

　今日という一日がはじまろうとしています。

　闇を太陽の光が照らし出し、世の中が明るくなってきます。

　わたしたちも、それと同調して、こころの闇から抜け出し、こころを明るくしたいです。自然の大いなる力を借りて、閉ざしたこころを大きく開きたいです。

「新しい朝、ようこそ！」と、思いっきり伸びをして、今日を迎えます。

自然が教えてくれること

　朝を導き出す、自然の大いなる力とともに目覚めたわたしたち。

　ヨーガでは、わたしたちが自然であれば体調は調い、不自然だと不調になると考えます。

　ヨーガの無数にあるポーズには、山のポーズ、樹のポーズ、月のポーズなど、自然を模倣(もほう)したものがたくさんあります。ポーズを模倣するだけでなく、自然のパワーをこころで模倣します。

　朝のイメージは、どんな感じでしょうか？　自分の一番好きな朝を想像してみます。風がやさしい朝。空気が澄んでスッキリした朝。

　朝の清々(すがすが)しさ、透明感、静けさなどを、こころで模倣し、朝の感じになってみます。

　朝を素敵な贈り物として受けとります。誰からもプレゼントをもらえない日々でも、毎日、朝というプレゼントをもらっています。

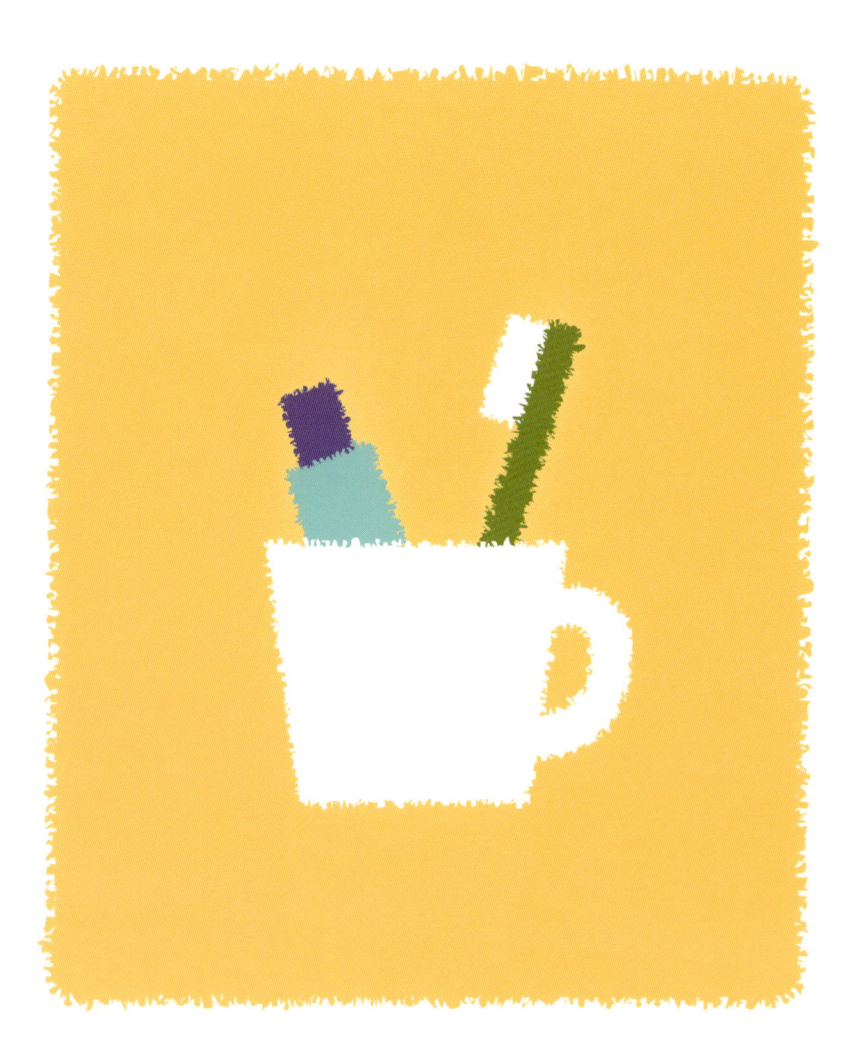

暁 の礼拝

　ヨーガは、肉体的な自立・精神的な自立など、完全自立を目指します。基本的には何にも依存しないようにしますが、自然のパワーは味方につけて、その宇宙のエネルギー、生命エネルギーを最大限に生かしていきます。

　インドには、太陽の神や月の神、雨の神や風の神など、自然を司る神々がいます。

　その中に、暁の女神がいます。闇を払い、朝をもたらしてくれる女神です。

　わたしたちは、まだ迷いの世界（闇）の中にいて、目覚めることができないでいます。闇を払って朝をもたらしてくれる暁の女神に合掌し、こころの迷いを払って今日一日をはじめます。

　今日という、新しい一日をスッキリとはじめられることを感謝します。

窓を開ける

　世の中がまだ活動をはじめていない朝は、清浄で静かな時間です。夜は、暗く重い停滞した時間なので、まずはその空気の入れ替えをします。

　窓を開けて、暗く重い停滞した時間を過ごした空気を外へと逃し、新しい軽く清々しい空気を内へと招き入れます。

14

　そのとき、こころの窓もしっかり開けて、こころの中を、静けさと清々しさで満たします。

　そして、洗面を終えてから、居心地の良い場所に、正座かあぐら、または足を組んだ状態（足が痛くない座り方）で座って、自分を観察します。

　からだが平和な状態か、こころが平和な状態か、呼吸が平和な状態か。

　今日一日を、穏やかなこころで過ごせるように準備をします。

風の礼拝

　窓から、今日という新しい風が入ってきます。

　風のイメージはどんな感じですか？

　風自体は目で見ることもできないし、風自体に音があるわけではないのに、わたしたちはしっかり風を感じています。

　風は形が決まっているわけでもなく、色があるわけでもなく、変幻自在でとても自由な感じがします。

　頬をなでていくやさしい風や、何かを突き動かしていく力強い風。それらの風のパワーを感じます。

　風は、氣（エネルギー）でもあります。風通しを良くし、からだ、こころの中の邪気を払います。新しい氣を部屋に、そして、からだ、こころにも満たすようにします。

　風の神に合掌します。風の神は、氣を調え、健康と豊穣をもたらしてくれます。

朝の呼吸

　こころが穏やかなときは、呼吸が調っています。正しい呼吸をしているときは、姿勢も整っています。

　呼吸は鼻から入って、からだのエネルギーの管^{くだ}を通っていくので、からだの中央に通っているエネルギーの管をまっすぐに保つ必要があります。

　まずは、快適に座ります。背筋はまっすぐ、肩を前から上、そして後ろへと回して、ストンとおろし、肩の力を抜きます。あごを軽く引いて目を閉じます。

　呼吸を意識して、鼻から息を吐いて一と数えます。鼻から息を吸って、また鼻から息を吐いて二と数えます。それを十まで、ゆっくり数えていきます。呼吸が調ってくると、こころも穏やかになってきます。

朝の瞑想

呼吸法で呼吸が調ってきたら、その呼吸にマントラ（真言）をのせていく、マントラ瞑想をします。

マントラは、神聖な言葉で、人を悟りに導くものとされています。マントラを唱えると、そのマントラがもっている意味と同じ状態になれるというパワフルな言葉です。

まず、「オーム」という「宇宙の根源」の象徴であるマントラを、声に出して三回唱えます。

その「オーム」の音のバイブレーションを感じます。

そして今度は、息を吐くときに「オーム」とこころの中で唱えていきます。十回くり返します。

「オーム」のマントラのバイブレーションに限りなく癒され、集中することで、こころが落ち着いていきます。

晴れの日の朝

　今日は、晴れています。太陽が昇り、光がさしてきました。

　嬉しい朝です。洗濯もできるし、布団も干せます。

　お気に入りの服や靴も選べるので、なんだかテンションが上がります。

　わたしたちには、太陽が動いているように見えますが、地球自体が回りながら、太陽の周りを回っているので、日が昇り、日没が来ます。太陽と地球の関係により時間が決められています。

　与えられた時間はとても貴重です。

　太陽の存在はとても有り難く、太陽に深く感謝します。

　太陽からエネルギーをもらっているという自信と、太陽に感謝している気持ちが、こころを穏やかにしてくれます。

　満ち足りているという気持ちが、不平不満を遠ざけてくれるのです。

太陽の礼拝

　太陽の神は、光の根源であり、すべてを照らし、活動を促す絶大なる存在です。

　わたしたちに常にエネルギーを与え、万物を生かしてくれています。

　しかも、わたしたちになんら見返りを求めることがありません。

　太陽の神は、光、知識、金、富、英雄、賢者、友、風など、さまざまな性質をそなえています。

　そして、いつもわたしたちを支え、見守ってくれているのです。

　太陽の方を向いて、太陽に合掌します。

　太陽の方を向くことは、斜め上を向くことです。

　下を向いていると気持ちが沈みます。

　斜め上を向くことで、気持ちが上向きになります。

太陽の調氣法

　エネルギーの管は、からだの真ん中に通っていて、その入り口は鼻の穴です。そして、鼻の穴の右が太陽の氣道の入り口で、左が月の氣道の入り口となります。

　朝の光の中で、太陽の調氣法を行います。

　背筋をまっすぐにして座り、右手の人差し指と中指を折り曲げ、親指と薬指、小指は立てておきます。薬指で左の鼻の穴を閉じて、右の鼻の穴から息を吸います。そして親指で右の鼻の穴を閉じて、薬指は離し、左の鼻の穴から息を吐きます。

　また、薬指で左の鼻の穴を閉じて、右の鼻の穴から息を吸い、親指で右の鼻の穴を閉じて、左の鼻の穴から息を吐きます。常に右から吸い、左から吐きます。くり返していきます。三分間行います。

　太陽からエネルギーを充電しているようにイメージします。

　太陽の調氣法は、活動を促し、元気をもたらしてくれます。

20

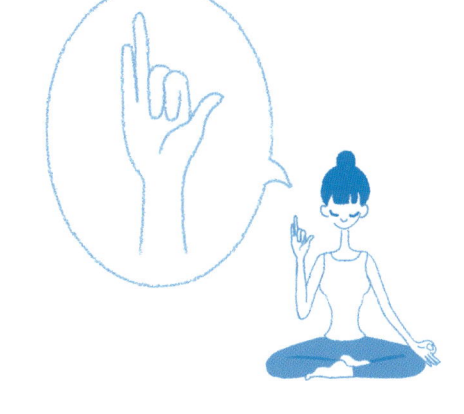
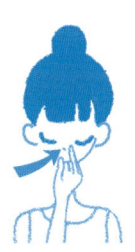
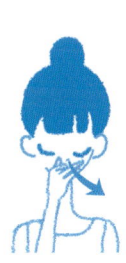

曇りの日の朝

　晴れの日もあれば、曇りの日もあります。

　晴れの日は元気でも、太陽が出ていない日は、なんとなく気持ちが沈むということがあります。

　灰色のどんよりした空を見ると、ちょっとやる気が出ない、そんな日。なんとか気持ちを盛り上げたいです。

　鬱っぽいときには、首を回すことが効果的です。

　背筋をまっすぐにして立ち、首を時計回り、反時計回り、交互に回していきます。

　気持ちが何かに縛られていると、からだがほぐれません。からだが凝り固まっていると、気持ちもほぐれません。ほぐれていないと、ちょっとしたことで、イラっとしたり、プチっと切れたり……。

　どんよりした日は、まず首をほぐして、スッキリします。

雨の日の朝

「今日は、あいにくの雨」って、そもそも雨だと、なぜ「あいにく」なのでしょうか。あいにくは漢字で「生憎」と書き、「ああ、憎らしい」ということです。「雨で残念」とは、ちょっと、雨に失礼な感じです。

　朝から雨が降っていると、洗濯物は外に干せないし、服や靴は濡れるし、髪はまとまらないし、傘という持ち物が増えるので、鬱陶<ruby>鬱陶<rt>うっとう</rt></ruby>しいと思ってしまいます。

　インドでは、乾季はまったく雨が降らないので、すべてがカラカラに乾いてしまいます。雨季が始まるその第一日目に雨が降ってくると、みんな歓喜に湧いて、雨の中で踊っています。水が必要な作物にとっては、恵みの雨です。雨不足は、わたしたちの生活にも支障が出ます。雨は有り難いものです。「生憎の雨」ではなく「恵みの雨」と思いたいです。

雨の礼拝

　雨の神は、雨雲をもたらし、雨を降らせます。雨が大地を潤し、植物を育てます。

　晴れだと元気で、曇りだとスッキリしない、雨だと憂鬱というのは、天気が問題なのではなく、天気の状況を受けとるこちら側に問題があります。

　状況によることもあるでしょう。たとえば、学校で明日は清掃、草取りの日だとして、雨になって、それが中止になると「嬉しい」と思うかもしれません。

　庭や畑にいつも水やりをしている人にとっては、雨の日は、水やりをしなくていいので、まさに「恵みの雨」です。

　雨の日も曇りの日も雲の上にはいつも太陽が輝いています。その太陽のエネルギーは感じつつ、「恵みの雨」をもたらしてくれる雨の神に合掌します。

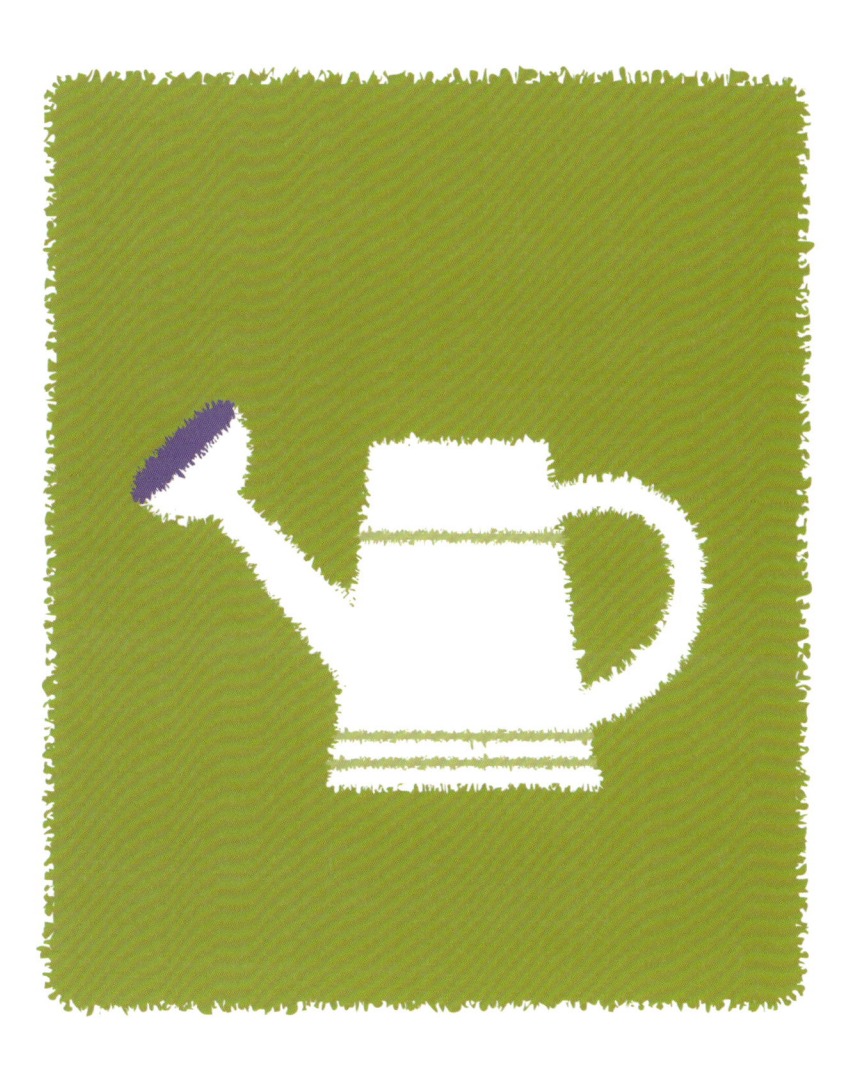

一日をはじめる姿勢

ヨーガでは、肉体の姿勢が人生の姿勢を表すとされます。

どういう人生を送りたいでしょうか？

まっすぐな人生、明るい人生、上向いた人生、リラックスした人生、バランスのとれた人生。

肉体の姿勢はどうでしょうか？

猫背、傾いている、左右のバランスが違う、だらしない姿勢……。

一日のはじめに、姿勢を整えて、理想的な今日一日を過ごせるように準備します。

背筋はまっすぐ、首や肩の凝りがなく、頭痛や腰痛もない、下半身が安定し、上半身はリラックスした姿勢です。背を自分でできる一番高い状態にして、手を胸の前でＸに交差させて「押忍（おす）！」と声を出して手を斜め下に引きます。胸と肩が開いて、やる気と自信が出てきます。

呼吸とこころの関係

　呼吸の状態とこころの状態は同じで、呼吸をコントロールできれば、こころはコントロールできるというのがヨーガの考え方です。

　呼吸のマスターになることが、こころのマスターになること。

　その関係はとてもシンプルであり、しかも密接です。

　こころが動けば、呼吸も動く。呼吸が乱れれば、こころも乱れる。

　こころは、外の出来事に影響されます。こころを穏やかに過ごすためには、呼吸が鍵となります。

　呼吸法（調氣法）をすることによって、本来の自分を覆（おお）っている煩悩（ぼんのう）をとりのぞくことができると、ヨーガの教典には記されています。煩悩というのは、悩みの原因となるもので①無知②自我③執着④嫌悪⑤死にたくない、生きつづけたいという思いです。

　こころが穏やかなときは、呼吸は静かで、深く、長く、ゆっくり、安定しています。

からだとこころを伸ばす

　一日のはじまりは、コンディションが良い状態で、その一歩を踏み出したいと思います。

　からだが縮こまっていると、気持ちも萎縮^{いしゅく}しがちです。

　からだとこころを伸ばしてから出発します。

　まっすぐに立って、両手をからだの前で組み合わせ、それを前方から上に、息を吸いながら伸ばしていきます。

　足から腰、背中、肩、腕と、十分に伸ばします。

　そのまま、普通に呼吸をしながら、しばらく保ちます。

　それから、両手を離し、両側へと大きな円を描くように、息を吐きながらゆっくり両手を下ろしていきます。

　そのとき、こころも「気持ちいいなぁ〜」と大きく伸ばします。

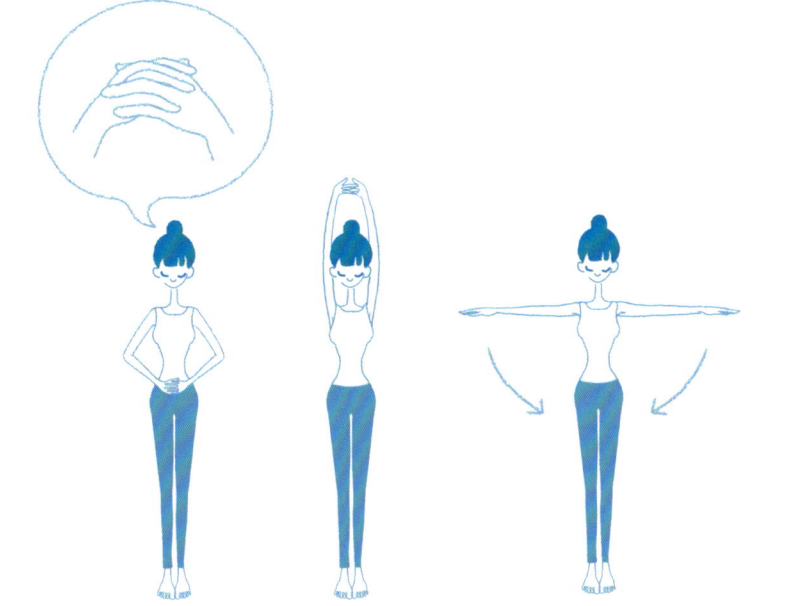

朝のヨーガ

暁の礼拝（簡単・ワンポーズ）

暁の女神は、闇を払い、すべてを目覚めさせてくれます。

①正座で、暁の女神に合掌します。

②両手をからだの両側にたらします。

③息を吸いながら左肩を上げ、息を吐きながら下ろします。

④息を吸いながら右肩を上げ、息を吐きながら下ろします。

⑤息を吸いながら両肩を上げ、息を吐きながら下ろします。

⑥もう一度息を吸いながら両肩を上げ、肩の荷を全部下ろすように、息を吐きながら一気に下ろします。

⑦闇（迷い）を払ってくれる、暁の女神に感謝します。

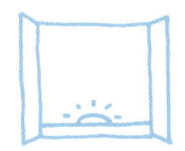

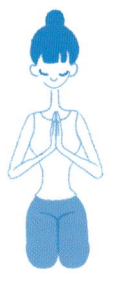 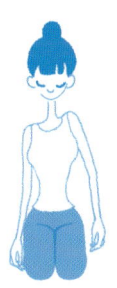 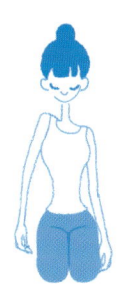 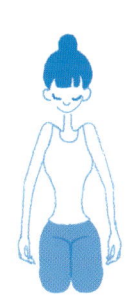

風の礼拝（簡単・ワンポーズ）

新しい風を感じます。

①立った姿勢で、風の神に合掌します。

②合掌した手を、頭上に伸ばしていきます。

③両手を離し手の平を前向きにします。息を吐きながら、右側から風が吹い

てくるようにイメージし、左側に上半身を柔らかく倒していきます。普通

に呼吸して保ちます。息を吸いながら戻します。

④右側にも同様に行います。

⑤頭上で合掌し、息を吐きながら、合掌した手を胸の前まで下ろします。

⑥新しい風を感じて、風の神に感謝します。

32

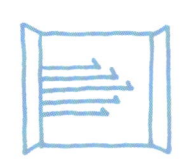

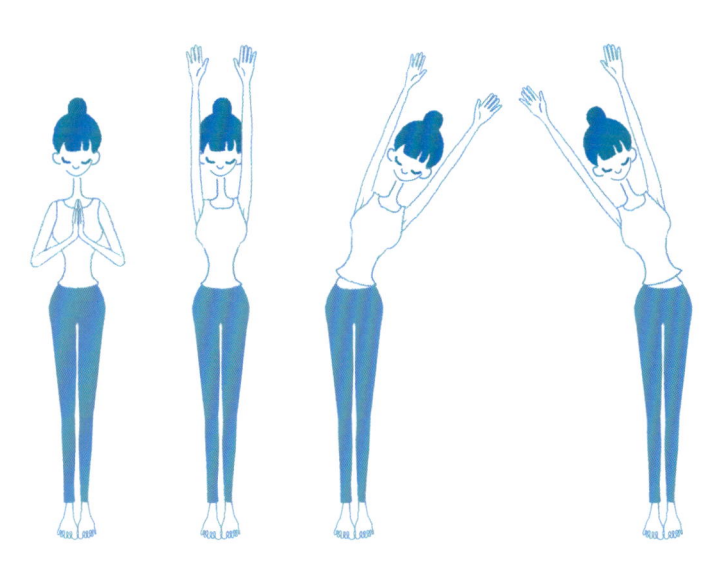

太陽の礼拝（簡単・ワンポーズ）

太陽のエネルギーを充電します。

①まっすぐに立ちます。目を閉じて、斜め四十五度上に輝いている太陽をイ
　メージし、太陽神に合掌します。

②両手を前方から、息を吸いながら頭上に伸ばします。普通に呼吸をして、
　しばらく保ちます。

③息を吐きながら両手を下ろし、顔を下向きにして、太陽に会釈します。

④そのまま息を吐きながら、両手をひざか、足首か、あるいは床に近づけます。
　太陽に向かってお辞儀したまま、普通に呼吸をしてしばらく保ちます。

⑤息を吸いながら、ゆっくり頭が最後になるように上半身を起こし、立った
　状態に戻ります。

⑥エネルギーを与えてくれる、太陽神に感謝します。

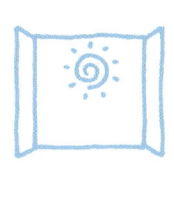

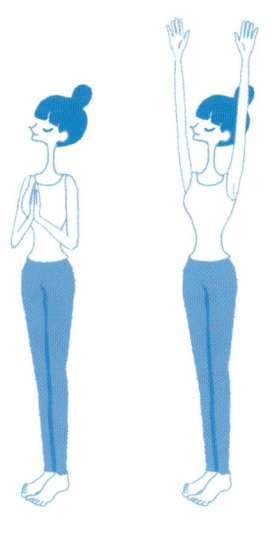
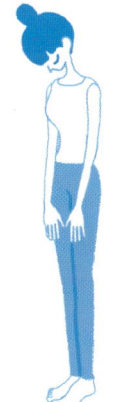
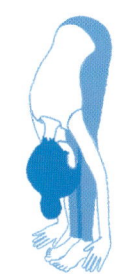

雨の礼拝 (簡単・ワンポーズ)

からだとこころを潤す、恵みの雨に感謝します。

①正座で、雨をイメージし、雨の神に合掌します。

②両手の甲を、ひざの前の床につけます。息を吐きながら、両手を前方へ少し伸ばし、ひじから指先までを床につけ、顔は正面を見ます。

③そこから息を吸いながら、両手を上げて、ひじが肩の高さで直角、手首も直角になるように曲げ、両手の平を上向きにします。

④雨を手の平で受け止めているイメージです。普通に呼吸してしばらく保ちます。

⑤息を吐きながら、正座に戻ります。

⑥「恵みの雨」をもたらしてくれる、雨の神に感謝します。

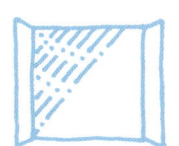

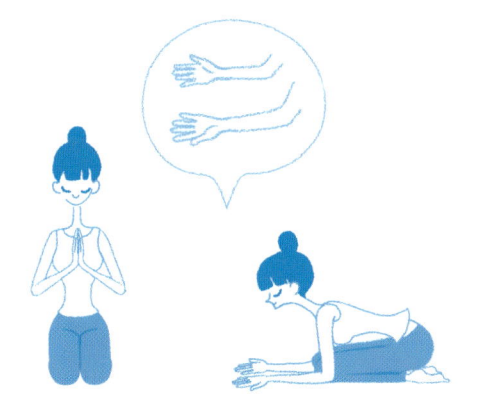

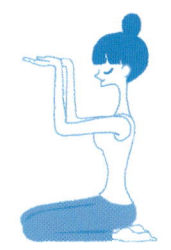

日々のヨーガ
Daily Yoga

今日というドラマ

　目の前で展開している世界は、ドラマを見ているようなものとして、そこに巻き込まれないように、冷静に見ることにします。

　どんなドラマにするかは自分次第で、ドラマの中での自分の役割、役柄も、自分で決定します。監督もシナリオライターも主役も自分です。

　起こってくる出来事に対して、どういう反応をしていくか、それを自分で、そのつど設定します。

　困ったことが起きたときも、落ち着いて「さあ〜て、どう対処しましょうか。試されていますね〜」と、深呼吸してから、とりくみます。

　そして、ドラマを見終わったときに、テレビの電源をオフにするように、その出来事とその心情もオフにして、もうとらわれないようにします。

はじめるということ

　今日という一日を、まっさらな気持ちではじめます。

　わたしたちは、何かを認識するときに、まっさらな気持ちで、認識することがなかなかできません。先入観や偏見、記憶や自我を通して、認識します。

　新しい今日をはじめるはずなのに、それはちっとも新しい日ではなく、昨日までのいろいろな問題を引きずった、重苦しい一日のはじまりとなってしまいます。

　仕事・家事のスキルや経験の蓄積は、活かしていきますが、そこに心情的、感情的な思いをのせないようにします。

　精神的に浄化された「ゼロの状態」で、今日一日をはじめます。

　扉の向こうに見知らぬ今日が、キラキラ輝いて、扉が開くのを待っています。

くり返すけれど、くり返さない

　新鮮な気持ちではじまった、今日という日。

　同じ時間に、同じ場所で、同じ人と同じ仕事・家事をするのかもしれません。それは、くり返される日常です。

　ヨーガも同じことをくり返し実践していきます。けれど、同じことのくり返しでも、はじめて行うような気持ちでとりくみます。

42　　呼吸はくり返されていますが、ひとつ前の呼吸をすることは、不可能です。そのつど、新しい呼吸です。

　マンネリは、退屈をもたらし、日々が、よどんでしまいます。業務・作業はくり返すけれど、気持ちの上では、くり返しと思わず、新鮮な気持ちで行います。

　新しい風が吹いています。昨日は咲いていなかった花が咲いています。

Daily Yoga

仕事・家事のヨーガ

　ヨーガは、からだとこころと呼吸が調っているか、自己観察し、合掌してはじめます。

　同じように、仕事・家事をはじめるときも、自己観察し、合掌する気持ちではじめます。仕事・家事においても、仕事・家事への姿勢、気持ちの準備、呼吸が落ち着いているかは、大切です。

　仕事・家事で、常に冷静で正しい判断ができるように、姿勢を正し、呼吸を調えて臨みます。

　行為のヨーガは、見返りを求めずに、全身全霊で純粋に行為に徹します。

　結果を期待せず、執着することなしに遂行します。行為自体に集中できれば、余計な感情に巻き込まれずにすみます。

「仕事・家事自体に集中する」

　それが仕事・家事のヨーガです。

こころを平穏に保つために

傷つけない

人も自分も傷つけないようにします。暴力を振るうことはもちろん、言葉で傷つけることもないように、発する言葉に注意を払います。

そして、攻撃的な思いも抱かないようにします。攻撃的な思いを抱きながら、こころが平穏ということはありえないからです。

人をなんらかの方法で傷つけると、自分も傷つきます。

また、自分を卑下したり、自分に絶望したりすることも、自分を傷つけることになります。

あるがままの自分を受け入れ、自分自身ににっこりして、気持ちをゆるめます。自分を追い込まないこと。傷ひとつない青い空を見上げれば、気持ちがどこまでも広がっていきます。

44

言霊がもたらすもの

　言霊という言葉があるように、言葉には"スピリット（霊）"が宿っています。発する言葉が、人生に影響を与えます。

　ある方が、仕事から帰って家で「あ〜、今日も疲れた」と口にしたら、五歳の娘さんに「ママ、『あ〜、今日も頑張った』って言ったら？」と言われて、ハッとしたとおっしゃっていました。なるほど、使う言葉で、ずいぶん印象が違うものだと、わたしもハッとしました。

　人生は、なかなか思うようにならない日々の連続で、それをいちいち口にしていたら、一日が不平不満で満たされてしまいます。

　兎に「ハッピー」という名前をつけて飼っていた人が、朝から晩まで「ハッピー、ハッピー」って兎を呼んでいたら、毎日がハッピー（幸せ）になったと言っていました。

☀

奇跡の縁

　七十億以上の人が存在するこの世界で、わたしたちが一生の間に出会えるのは、いったい何人くらいなのでしょうか。

　たくさんの人とすれ違っても、その中で、言葉を交わす人、ましてや生活を共にする人は、本当に限られた人たちです。

　この人生で、出会えたことは、まるで奇跡で、その縁を良縁にできるか、悪縁にしてしまうのかは、その縁に対する態度に関わってきます。

　この世の生物種の中で、人間に生まれたことも、奇跡のようなことで、人間のように長い寿命をもてることも稀<ruby>稀<rt>まれ</rt></ruby>なことです。

　その人生の中で、出会えた人との奇跡の縁に深く感謝します。

　そして、出会えたその人のために、自分ができることは何か考えてみます。

集中する

　今、行っていることを意識します。階段を降りているときは、階段を降りていることを意識します。そうでないと階段を踏み外すかもしれません。

　食べているときは、食べていることを意識します。違うことを考えながらだと、何をどのくらい食べているかに気づかずに、食べ過ぎてしまうこともあります。

　ヨーガは、自分を意識し集中して実践します。それを日常生活にも活かしていきます。今、行っていることに集中します。

　ただし、緊張して集中しないこと。呼吸を止めて集中しないこと。吐く息はいつもゆっくりにして、リラックスしながら、集中しています。

　集中できれば、仕事・家事の効率が上がり、ケアレスミスも防げます。

☀

環境を整える

　わたしたちは、外からの影響を受けやすいので、自分をとりまく環境を整えます。

　自分の身のまわりが、ぐちゃぐちゃだと、こころも落ち着きません。

　鞄の中や机の上が、ぐちゃぐちゃだと、必要なものが見つかりません。

　焦って探すことで、鞄の中や机の上は、もっとぐちゃぐちゃになってしまいます。

　こころをとりまく環境も整えます。伝える言葉や人間関係が、こんがらがっていない、整然とした状態を目指します。

　すべてのエネルギーの流れが、スムーズになるための交通整理を自分で責任をもって行います。

清浄を保つ

　自分自身を清潔に保ちます。

　からだと衣服を清潔に保ちます。

　からだの中も清浄を保つために、暴飲暴食を避けたいです。からだの中に老廃物がたまると、からだを重苦しく感じます。

　こころを清浄に保つためには、邪<ruby>邪<rt>よこしま</rt></ruby>な思いをもたないことです。嫉<ruby>妬<rt>と</rt></ruby>や恨<ruby>恨<rt>うら</rt></ruby>みなども、結局は自分自身をさいなむことにつながります。否定的な思いが、こころを重苦しくします。

　からだもこころも軽くしておくために、何かを過度に蓄積しないように注意します。

　からだの中、こころの中が、すっきりした状態です。

　からだとこころの消化力を高め、重荷を下ろします。

精神的成長のために

　この人生での出来事は、すべて、自分の精神的成長のためと考えます。

　または、もっと積極的に、すべてのことを、自分の精神的成長につなげていきます。

　そうすると、毎日は、精神的成長のためにあり、日々、精神的に成長できるのだと思えます。

　何かが起きたときに「この出来事で、わたしは、どのように精神的に成長できるのだろうか」、あるいは「どのように精神的に成長しようか」と考えます。出来事を受け止め、対処します。

　その出来事が、たとえ、一見マイナスなものであっても、それを通して、精神的に成長できたとしたら、その出来事に感謝することができます。

ハードルを越えていく

　今日も、目の前には、越えなければいけない、いくつものハード
ルが並んでいます。

　跳躍力がなかったり、瞬発力が足りなかったり、対応力が欠けて
いたりで、うまくハードルを越えていけないことがあります。

　全部を一気に越えようとすると、たいへんだし、ハードルを倒し
てしまうかもしれません。

　そこは、ひとつずつていねいに乗り越えます。

　自分に力をつけること。生きていくためのこころの筋力を鍛えて
いきます。それは、硬くない、柔軟な筋肉です。

　あらゆることに柔軟に対応していけるように、こころを柔軟にす
る準備、こころのストレッチをしておきます。

超越する

　懸命に仕事や家事にとりくみますが、それがもたらす結果や評価、称賛などを過度に期待したり、執着したりしないようにします。

　そこに執着し過ぎると、スムーズに次に進めません。終わったことに執着せずに、スッと次に進みます。

　結果や成果は、すぐに出なくても、ずっとあとになって、大きく実を結ぶことがあるからです。

　すご〜くあとになってから、

「ああ、あのことは、ここにつながっていたのか〜」

　と、納得することもあります。

　今、行ったことに対しては、終えた時点で、それがもたらすであろう果実については期待などせず、超越します。

こころの状態を知る

散漫なこころ

　今、ここに居るとしても、肉体はここに存在して居ても、こころここにあらずの場合があります。

　たとえば、誰かの話を聞いているときでも、うわの空で、「ちょっと、聞いてる?」と注意されることも。こころが散漫な状態です。

　ヨーガの実践をしていると、それはよくわかります。静かに目を閉じて呼吸に集中するように言われても、頭の中は雑念がいっぱいで、集中できずに、次から次へといろいろなことを考えてしまいます。

　こころが散漫な状態だと、仕事や家事でうっかりし、忘れ物や落し物も多くなります。

　目の前のこと、今、していることに集中するように、こころがけていきます。

不安定なこころ

こころは、いつも外の対象に結びつき、それに影響され、乱されます。こころが不安定なときは、呼吸も不安定になっています。

ブレないこころを確立するためには、まずは、安定した姿勢が大事です。姿勢が不安定なまま、こころを安定させることは、難しいのです。

正しい姿勢を保つためには、腹筋、背筋、側筋などがバランスよくついていることが大切です。（実践法は、p.134～139参照）

また、外の世界で起きる出来事に、いちいち反応し、一喜一憂しないように、感覚をコントロールすることも必要です。

反応してしまったら、しばし目を閉じ、呼吸を安定させ、自分自身に立ち返り、外から影響され、ぐらついている自分を立て直す時間をもちます。

興奮したこころ

「瞬間湯沸かし器」という言葉は、日常生活でもう使われなくなりましたが、こころの状態は、「すぐに興奮する」「すぐに火がつく」「すぐに怒る」などに一瞬で変化することがあります。

冷静さは、正しい判断をする、正しい行動をとるのに必要で、興奮した状態で、何かを判断し、行動してしまうと、とり返しがつかない状況に追い込まれることもあります。

まずは、興奮したこころを冷ますこと。

自分の本当に望んでいること、こころの声をきちんと聞いて、対応していきます。

興奮していそうなときは、額に手を当てて、カッカしていないかを確認し、深〜い呼吸を三回してから、冷静な判断と行動に移ります。

☼

沈んだこころ

　なんだか元気が出ない、やる気が起きない日があります。気持ちも沈んでいます。

　その原因がはっきりしているときと、原因不明のときがあります。原因がはっきりしているときは、その原因をとりのぞけばいいのですが、自分の力ではとりのぞけないときや、原因不明の場合は、不安感が拭えません。

　そんなときは、空を覆っている雲が流れて、澄んだ青い空が見えてくるように、自分のこころの暗雲が流れていくさまをイメージします。

　丹田（おへそのちょっと下）に力を集めるようにし、肛門を締めて内側から上げるように意識し、エネルギー（氣）を高めます。

　やる気を出すことが可能になります。

安定したこころ

　どんな状況でも、自分のこころは自分の責任で、安定させておくことができると確信できたら、明日何が起きようとも、不安な夜を過ごすことを回避できます。ぐっすり眠れないと、からだもこころも不安定になります。

「どんなことも自分でなんとか乗り越えてきた」という自信が、いろいろな出来事にビクビク過敏に反応することをなくしていきます。

　基本はとてもシンプルです。朝が来たら起きて、夜が来たら眠る。昨日をひきずらない、まっさらなこころで、今日をはじめて、夜眠るときは、すべてをリセットするように、スイッチをオフにして、眠ること。そのためにも、今日できることを、いろいろなことにこだわらずにシンプルに実行します。

からだとこころの消化力を高める

からだの消化力

　気持ちがすっきりしているためには、からだもすっきりしていることが理想です。

　疲労や老廃物の蓄積や、血液がドロドロなど、からだのすっきりを拒む要因をとりのぞきます。胃腸を調え、消化力を高めます。

　消化するにもエネルギーが必要なので、消化力が落ちているときは、ヘビーな食事は避けて、消化しやすい食べ物を選びます。あるいは、断食して、胃腸を休めます。

　食べ物がからだを作っていると同時に、こころの状態にも影響するので、こころを平穏に保つためには、どんな食事が、自分を穏やかにしてくれるのか、食べ物と自分との関係をしっかり観察します。口にしたものは、消化し、排泄するまで、責任をもって見守ります。

58

火の礼拝

　人類にとって火は、とても重要です。

　明るさや熱を加えることを与えてくれます。

　火は、燃やすことで、浄化し、消化するのです。

　多くの国で、人は亡くなると火葬によって、浄化され、消化され、その肉体の終焉を迎えます。火葬はインドが起源とされています。

　火の神は、浄化の神であり、消化の神です。

　人の浄化・消化を助け、栄養を行き渡らせ、繁栄を与えてくれる神とされています。

　インドでは火の儀式があって、マントラ（真言）を唱えながら、人々はその火に祈りを捧げます。

　食事のとき「いただきます」と手を合わせるときに、消化の神である火の神にも合掌して、消化を助けていただきます。

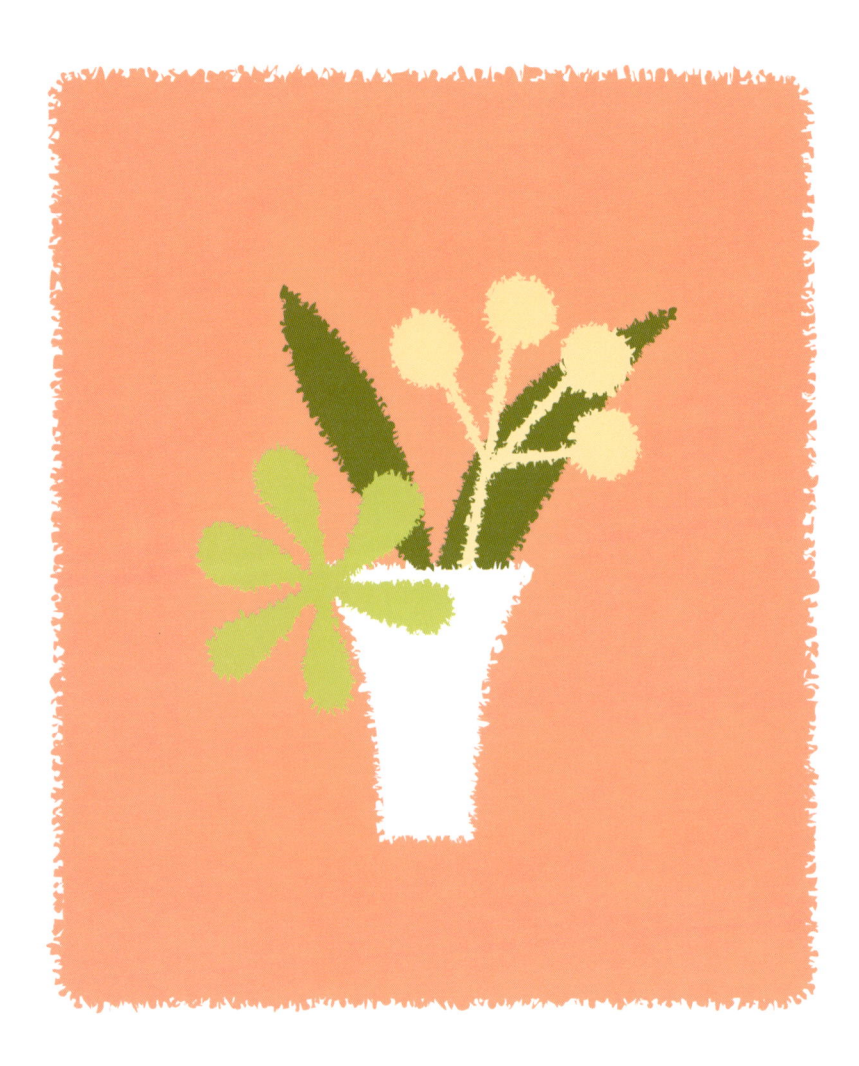

こころの消化力

　いろいろな出来事が起こる毎日で、消化しきれない問題や、自分の中で消化しきれない気持ちが蓄積していくと、消化不良となり、精神的に追いつめられ、心身に不調を起こす原因となります。

　自分のこころの消化力を知ること。

　こころの消化力を高めていくこと。

　自分の気持ちを後回しにしたり、無視したり、蓋をしないように、そのつど、きちんととりくみ、そして、解放させます。

　小さなことでも、「消化終了」と自分に言って、そこで終わらせます。

　食べ物を消化し、排泄してしまったら、もうそれについて考えることがないのと同様に、終了した出来事に関しては、気持ちを引きずらないようにします。

火の礼拝（簡単・ワンポーズ）

消化力を高める浄化法

　食事前、または食後三時間以上経っているときに行う消化力を高める浄化法です。

①背筋をまっすぐにして座って、火の神に合掌します。

②親指は腰骨に当て、他の四本の指はおへその下、下腹に指を開いた状態であてます。鼻から息を吐くときに、下腹を四本の指で、圧するように押していきます。お腹を十分にへこませて、吐ききります。

③吐ききってしまったら、その圧をほどいて、お腹を元に戻すように息を吸います。そして息を吐いてリラックスします。十回くり返します。

④浄化し消化を助けてくれる、火の神に感謝します。

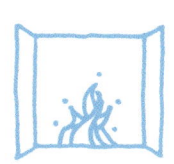

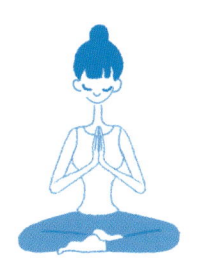

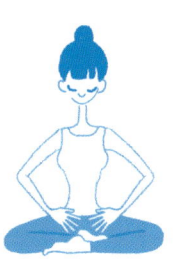

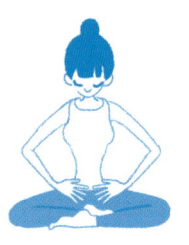

午後のヨーガ

Afternoon Yoga

人間関係に悩まないために

🍌

　人にどう見られているか、どう思われているのかを、つい気にしてしまいます。それにより、人との関係がギクシャクすることがあります。自分で勝手に萎縮し、窮屈な思いをしています。

　もっと自由にありのままでいられたら楽なのに、とわかっていても、なんだか構えてしまいます。

　人は、それぞれの事情を抱え、自分の見方で、自分の人生を中心に生きています。みんな、その人自身のことを気にしているわけで、自分が思うほど、他の人のことを、そんなに気にしてはいないのです。みんな自意識過剰ということです。

　人間関係に悩まないためには、自意識過剰をやめ、逆に自我を押し通すことも、衝突の原因となるので、自分自身へのこだわりを少しずつ手放していきます。

息が合う瞬間

🍌

「あの人とはなんだか息が合う」「あの人とはどうしても息が合わない」と感じることがあります。

　人間関係でも、呼吸が大切ということです。呼吸は、外と内とを行ったり来たりしている、外と内とを結ぶツールです。言葉も呼吸にのって相手に伝わっていきますし、沈黙のときの呼吸も、互いに密_{ひそ}かに感じ合っています。

　まずは、いつも自分の呼吸を調えておくことで、たとえ、相手の呼吸が乱れていても、それに巻き込まれないことが可能になります。

　こころが落ち着いて、呼吸が調っている場合、こころが乱れて、呼吸が乱れている人と「息が合わない」のは当然です。

　深く、長い、ゆったりした呼吸に、相手が同調し、落ち着いてくるのを待ちます。そうして「息が合う」瞬間がやがて訪れます。

人との関係の築き方

ヨーガにおける人との関係についての考え方は「慈悲喜捨（じ ひ き しゃ）」です。まずは「慈」。人の幸せを願うこころをもちます。

自分や自分の親しい人の幸せは嬉しく思えても、隣の人、あるいは見知らぬ人の幸せは、妬（ねた）ましいというこころもちだと、こころを平穏に保つことは難しくなります。人が幸せになることで、自分の幸せが減るわけではないので、自分と他の人を区別することをやめて、世界の人々がみんな幸せになることを祈ります。その世界の人々の中には自分も含まれているからです。

次に「悲」。人の悲しみに共感します。

そして、自分がその人にできることを見いだし、こころで寄り添います。人の悲しみ、痛みを無視しないこと。無視することは、人を傷つけ、自分をも傷つけます。人の悲しみ、苦しみに対して無関心でいないこと。人を助けることは、人を助けているだけでなく、自分自身もそのことで、精神的に成長することができます。

そして「喜」。人の善い行いが賞賛されることを、自分のことのように喜ぶこと。

　善いことをする人を偽善者だと思ったり、素直に認めなかったりすることをやめます。人のする善行を自分のことのように喜ぶことができれば、善いことをする人はたくさんいるので、いつも喜びを感じられるということになります。

　最後の「捨」は、どうしても道理がわからない人に対しては、距離をとるということです。

　自分がどういう状況でも、どういう人からもマイナスの影響を受けない人になっていれば、問題はないのですが、もしもまだ自分がそこまでになっていない場合は、距離をとって、マイナスの影響を受けないようにします。

　人との関係は、バランスや距離感が大切ということになります。

バランスをとる

いろいろな面で、バランスがくずれると、人生がグラグラします。

からだのバランスもあれば、こころのバランスもあります。

仕事とプライベートのバランスもあれば、収入と支出のバランスもあります。

からだで言えば、左右のバランスや前屈と後屈のバランスがあります。

仕事や家事での同じ姿勢により、バランスがくずれやすくなるので、前屈の姿勢が多い場合は、後屈の姿勢を意識してとるようにします。

こころは、静と動、うまくいっている、うまくいかない、褒められる、けなされることなどにより影響を受けます。

バランスがくずれると、こころが乱れます。こころのバランスをとるためには、強い執着や欲を離れて、極端に走ることを避けます。

70

樹の礼拝

樹は、しっかり大地に根を張り、バランスをとっています。

わたしたちのからだは、根を大地に伸ばすことができないので、からだの左右のバランスがとれていないと、あるいは足腰がしっかりしていないと、ぐらついてしまいます。

また、強風が吹いても、折れることがなく、しなやかで、柔軟性がある樹もあります。わたしたちも、からだの柔軟性がないと怪我をしやすくなります。

こころが強靭（きょうじん）でないと、あるいは柔軟でないと、こころが折れてしまいます。

人の寿命は、長くても百二十五歳ぐらいですが、樹齢何千年の樹もあります。天災にも負けずに、生き続けている樹のように、わたしたちも精神的な根をしっかり張って、バランスをとっていけるように樹に合掌します。

バランスをとる調氣法

ヨーガでは、左右のバランスを陰陽で考え、そのエネルギーのバランスを調氣法でとっていきます。左右の鼻の穴がエネルギーの入り口です。鼻の穴のいずれかがつまっていると、その方の息の流れがスムーズではない状態となり、左右（陰陽）のバランスがくずれます。まずは、両鼻から、息を瞬発的に強く吐いて、鼻の通りをよくします。それでも、通らない場合は、左が通っていなければ、右の鼻を押さえて、左から強く吐きます。右が通っていなければ、左の鼻を押さえて、右から強く吐いて、通りを良くします。

それから、左右のバランスをとる調氣法をします。背筋をまっすぐにして座り、右手の人差し指と中指を折り曲げ、親指と薬指と小指は立てます。

親指で右の鼻を押さえ、左から吐いていきます。吐ききったら、左から吸っていきます。左を薬指で押さえて、右から吐きます。右で吐ききったら、右から吸っていきます。そして、また、右を親指

で押さえて、左から吐きます。くり返していきます。慣れてきたら、吐く息と吸う息の長さを2：1の割合にします。吐く息が吸う息の二倍の長さになるように、コントロールしていきます。陰陽（静と動）のバランスをとっていきます。

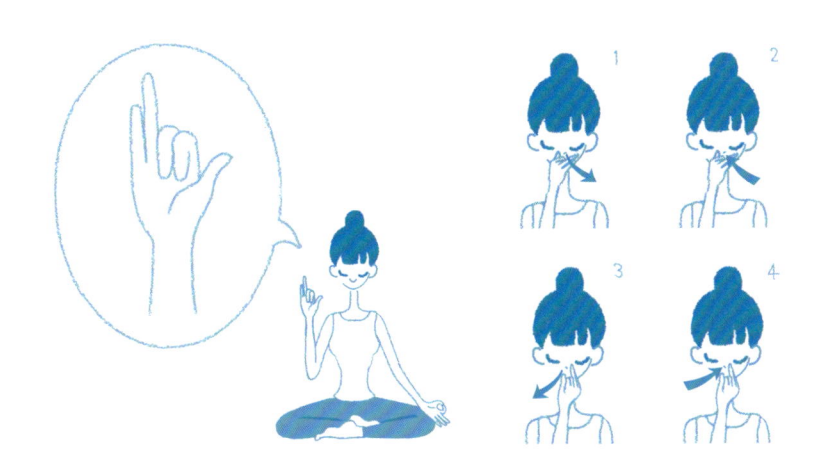

自分のからだとこころの流れ

🍌

からだの流れを良くする

仕事や家事で同じ姿勢をしていると、だんだん、からだが固まってきます。

あるいは、エネルギーが下方へたまり、足がむくみ、だるくなってきます。リンパの流れも滞（とどこお）ります。

座っている場合は、ちょっと、足を細かくバタバタし、つま先・かかとの上げ下げをして、リンパの流れを良くします。

パソコン作業などで、手を酷使していると腱鞘炎（けんしょうえん）や、加齢による四十肩・五十肩などになる場合もあります。手や肩をゆすって、上半身の流れも良くします。

また、後ろに振り向くように、息を吐きながら上半身を左右にひねって、腰の部分の流れを良くします。

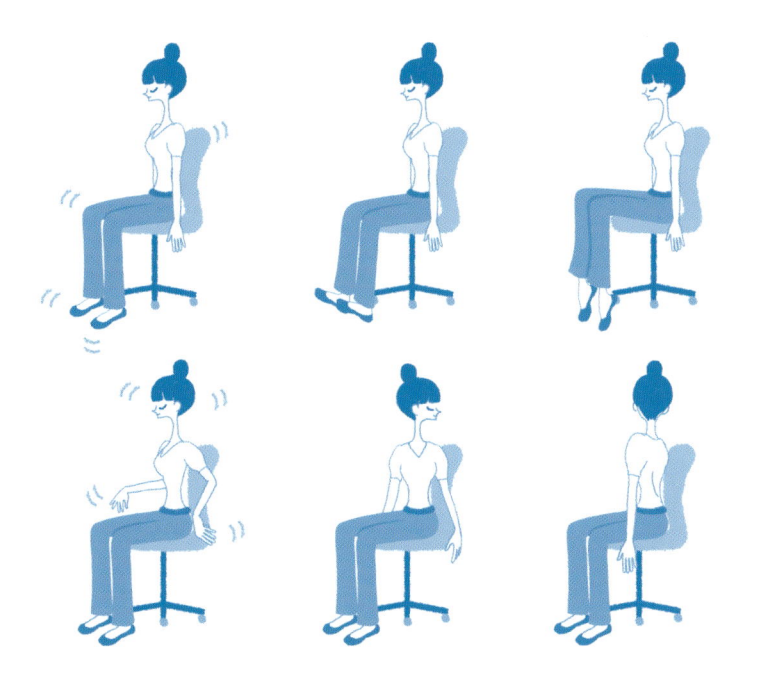

こころの流れを良くする

何かにこだわりすぎて、それがネガティヴな状態を作り出している場合は、気持ちが停滞します。しかも出口が見えないような、その状況から抜け出すことができないような不安に襲われます。

その状況を、人のせいや社会のせいにしていると、自分でその出口を塞いでいる状態となります。

今の流れが悪い状態は、自分のこころが作り出してしまっていると気づき、その流れを自分で変えようと決意します。

閉ざしていたこころをオープンにし、新しい風を入れます。

その風を深呼吸して、ネガティヴなこだわりをほどいていきます。

素直になることで、こころの流れが変わります。

自分を縛っているこだわりは水に流して、こころの流れを良くします。

水の礼拝

水は、すべてを流し、浄めてくれます。海や川は聖なるものとして、祈りを捧げられてきました。

沐浴することで、それまでの罪が洗い流され、水面に自分を映すことで、こころが浄化されるなど、聖なる水には計り知れない力があるようです。

海の波は、寄せては返し、その大きな営みが途絶えることがありません。その海の中で、海洋生物は産卵し命を育みます。川は流れ、さまざまなものを流していきます。

水がないとわたしたちは生きていくことができません。この地球も水の星と言われ、わたしたちのからだもほとんどが水です。

水の神は、すべての生命に宿る生命の根源を司ります。

水の神に合掌することで、自分の中の水の流れを意識します。

目の疲れをとりのぞく

🍌

　現代は目を酷使する状況があります。PC、スマホ、LED照明などで、目はいつもブルーライトにさらされています。

　目を回復修正する時間がなかなかとれません。ブルーライトを浴び過ぎることで、体内時計が狂ってしまわないように、目に休憩を与えるように努めます。

　意識的に瞬きをして目が乾かないようにします。反対に意識的にずっと瞬きをせずに一点（例えば鼻の頭など）を見つめてから目をつぶり、涙で目を覆うようにします。

　そして手を五十回こすって、手の平から温かいエネルギーが出るようにして、その両手の平をお椀のように、まぶたの上にかぶせて、目を温め休めます。それから、手を下ろし、そのまま目を閉じて、涙がジワ～と目を覆っていくのを感じます。

冷静にする、涼しくする調氣法

　興奮し、カッカするときや、暑い日には自分で自分を涼しく、からだを冷まし、気持ちを冷静にし、喉の渇きを癒す調氣法をします。

　舌を出して、両側から丸めます。口から息を吸っていきます。舌を戻し、口を閉じて、鼻からゆっくり吐いていきます。三分間くり返します。（舌を丸められない人は、舌を平らに上下の歯の間にはさんで、口からシーという音をたてながら息を吸います。舌を戻し、口を閉じて、鼻からゆっくり吐いていきます。）

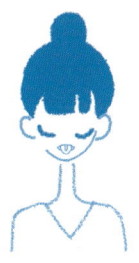 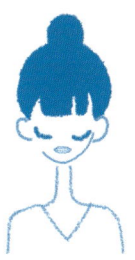

樹の礼拝（簡単・ワンポーズ）

自分のバランスを調べます。座ってばかりいるとからだが固まります。立って、からだを伸ばすことにより、気持ちも伸びて、疲れもとれます。

①まっすぐに立ち、樹の神に合掌します。

②右足のかかとを上げます。バランスがとれるようでしたら、右足を床から離し、少し上げて、ひざを外側に開きます。

③息を吸いながら、両手を頭上に伸ばします。普通の呼吸でしばらく保ちます。息を吐きながら両手を下ろします。右足を下ろします。

④左側も同様に行います。

⑤バランスの重要性を教えてくれる、樹の神に感謝します。

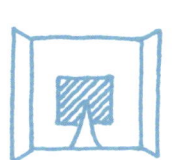

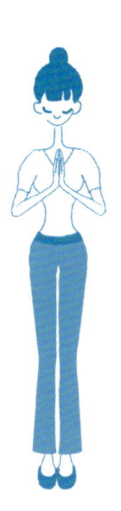 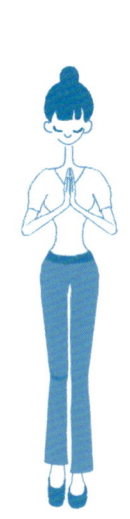 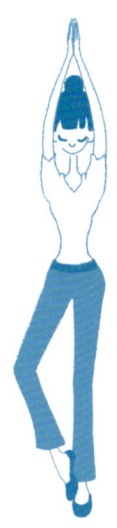

水の礼拝（簡単・ワンポーズ）

からだの中の流れを良くします。

①椅子に座ったまま、水の神に合掌します。

②左足を前方へ伸ばします。

③息を吐きながら足先を前方へ倒し、足の甲とひざの裏を伸ばします。息を吸いながら、足先を後方へ倒し、アキレス腱とひざの裏を伸ばします。左足裏を床に戻します。

④右足も同様に行います。

⑤両ひざを開き、息を吐きながら、その間に両手を下ろしていき、指先を床に近づけます。おへそを見るようにして、背中を伸ばします。普通に呼吸してしばらく保ち、息を吸いながら、ゆっくり戻します。

⑥エネルギーの流れを良くしてくれる、水の神に感謝します。

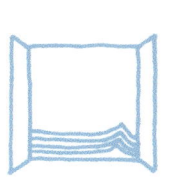

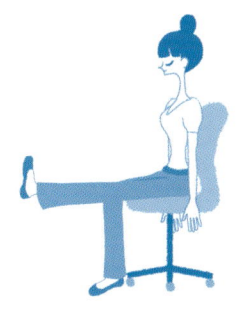

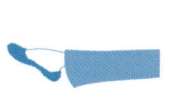

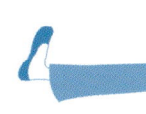

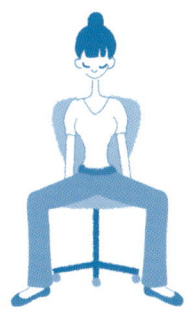

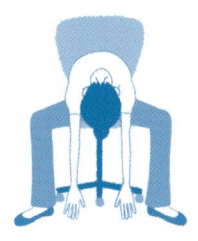

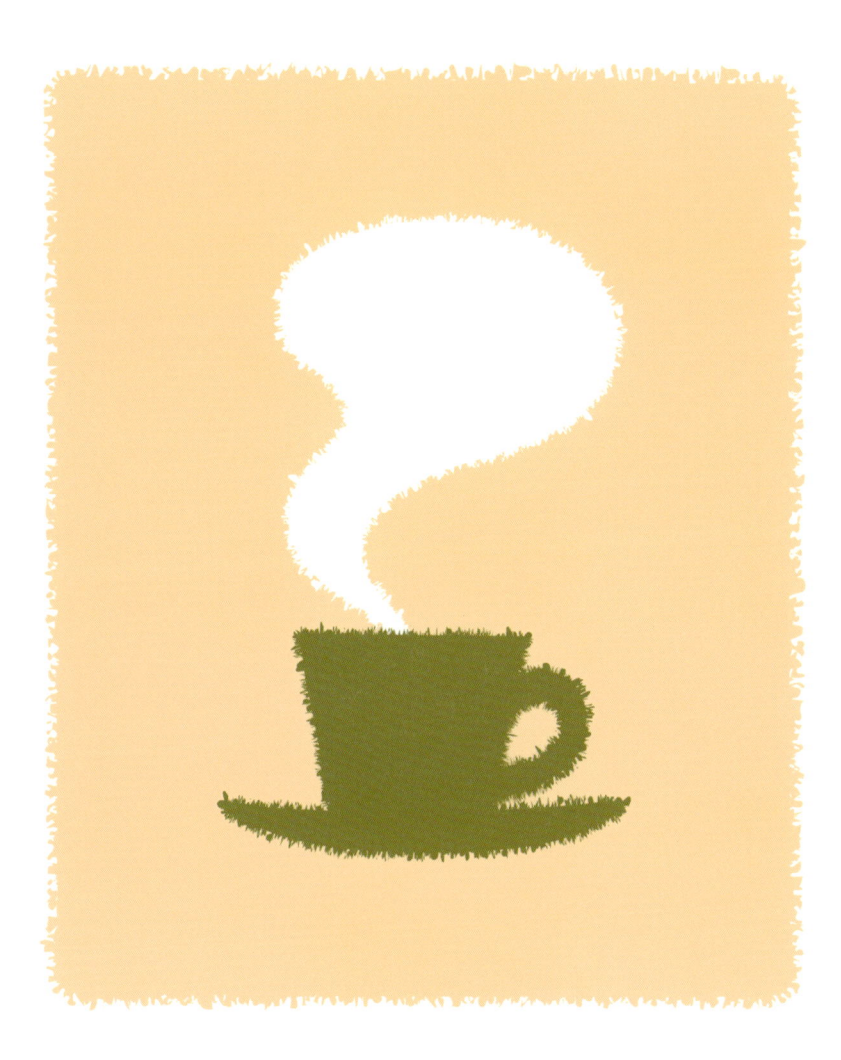

夕方のヨーガ
Evening Yoga

カルマ（原因と結果）の法則

　ヨーガを含むインドの思想には、カルマという独特な考え方があります。カルマというのは、原因と結果を含む行為のことを指します。行為は、原因となり、なんらかの結果を導き出すものであるというものです。

　今日の自分は、昨日までの自分の結果であり、明日の自分は、今日の自分が作るということになります。

　わたしたちの人生は、カルマに縛られたものということです。

　慎重に善いことをしますが、ヨーガではカルマに縛られないように、その行為の結果については執着しないこと、とらわれないようにします。

　誰も何も傷つけない正しい行為をしながら、自分の行為による手柄や称賛には無頓着でいます。

86

地 に 足 を つ け る

　足元がぐらついている、と感じる日があります。

　なかなか現実的になれずに、空想したり、妄想したり、想いだけにふけって、ふわふわしています。

　夕方近くなって、疲れてくると、持続力や集中力も途切れがちです。

　しっかりと地に足がついているのか、確認します。

　こころここにあらずという状態に陥っていないか、実際に足を床にきっちりつけて、自分が今どこにいて、何をすべきかをしっかり認識します。

　不安や心配でいっぱいだと、浮き足立った状態になります。
「トントン」と足の裏を床に平らに打ちつける感じで、地に足をつけます。

　こころも同時に落ち着けて、ブレないようにします。

大地の礼拝

　大地に四股を踏むことができれば、しっかり足を大地につけることができます。四股には、地を踏み鎮めるという意味もあります。

　けれど、実際に四股を踏むことは、難しいかもしれません。その場合は、こころの中で、四股を踏む感じで、息を吸いながら「よいしょ」と足を上げ、息を吐きながら、その足で大地を踏みしめるようにイメージします。

　人と土の距離は、どんどん遠くなっています。大地から受けとる力強いメッセージやパワーを感じとることなく、日々が頼りなく過ぎていきます。

　大地は、わたしたちに大いなる恵みを与えてくれています。それを日々、有り難く受けとって生きていきます。

　植物を育て、与えてくれる大地に、深く感謝し、大地の神に合掌します。

こころの統一を妨げるもの

病気

　昨日まで元気だったのに、からだが突然反乱を起こし、病気になると、こころも乱れます。

　不動のこころをもっていれば、からだが病気になっても、こころは全然影響されず、乱されることはありませんが、なかなかそうはいきません。

　からだの不調がこころに影響するし、その不安や心配が、こころの病気を引き起こしてしまうこともあります。

　また、こころの病気は、なかなか外から見えにくく、知らない間に悪化させてしまうこともあります。

　ヨーガでは、完璧主義とスピードが、病気の原因になるとしています。

　完璧主義をやめ、ちょっとスピードをゆるめます。

怠惰

　あまりに怠惰な生活態度は、生活そのものを乱します。仕事はうまくいかないし、家事もたまる一方です。

　怠惰なからだの姿勢は、エネルギーをロスし、疲れがたまり、気持ちもダラダラします。

　背筋を伸ばし、エネルギーが、からだの中央に通っているエネルギーの管をスムーズに流れ、そのエネルギーが全身にいきわたっていくようにイメージします。

　やる気を起こすことで、氣（エネルギー）が充実し、そのエネルギーで、前に進んでいくことができます。

　日々のスケジュールをきちんとこなし、小さな達成感を積み重ねていきます。

　そうすると、生活も整い、こころも統一されていきます。

呼吸の乱れ

　こころが乱れているときは、呼吸も乱れているので、ときどき、呼吸の乱れがないかをチェックします。

　こころは、湖にたとえられます。湖の水面が波立っていると、湖の底が見えないように、こころが乱れていると、それに気をとられて、本来の自分が見えないということです。

　こころの状態と呼吸の状態は同じなので、呼吸を調えます。

　肩式呼吸と胸式呼吸と腹式呼吸を合わせたヨーガ完全呼吸法をマスターします。

　口は閉じて、鼻から息を吐き、吸います。肩・胸・お腹に風船が入っているようにイメージし、息を吐くと肩・胸・お腹の風船がしぼんでいくようにイメージし、息を吸うとお腹・胸・肩の風船がふくらんでいくようにイメージします。

　深く長くゆっくり呼吸します。

激しい執着

　衝動に突き動かされることがあります。

　けれど、それは、本当にこころの奥底から望むものなのか、一時的な表面的な欲なのか、いったん自分に問いかけます。

　常に、衝動や激しい執着にさらされている状態ですと、ずっと興奮した状態で疲れます。

　激しい執着が、報いられない場合に、大きな失望を感じることになります。執着が激しければ激しいほど、それが手に入らないときに、苦悩や怒りがやってきます。

　こころを平穏にするためには、激しい執着を離れなければなりません。

　自分自身で満ち足りていることを自覚できれば、外の世界にこころを奪われ、外のものに激しく執着することもなくなるのです。

誤った見方

　わたしたちは、五感覚器官（目・耳・鼻・舌・皮膚）を通して、外の世界を認識します。

　けれど、五感覚器官の「目」で見て判断すると、その見方を誤ることになると、ヨーガでは注意しています。

　外見だけにこころ惹かれて、内面、その本質が見えていない状態です。

　目と目の間にあるとされる、第三の目である"智慧の目"で、ものごとを洞察し、本質を見極めれば、それはヨーガ的ものの見方ということになります。

　正しい判断をするためには、邪念がないこと、純粋な浄化されたこころで判断することが鍵となります。

　澄んだ目で、この世界を眺め、智慧の目で、人生を洞察します。

動揺

　いろいろなものに、こころを動かされます。

　それが、こころの統一を妨げることとなります。

　自分は何にこころを動かされるのか、自分を静かに観察します。

　損得にこころを動かされることもあるし、心配や不安になるような出来事にも動揺します。

　動揺しないためには、肝が据わっている必要があります。

　どっしり座って、どっしり構えること。

　家も土台と基礎が大事なように、自分のこころの土台、基礎をしっかりと調えます。

　それには、むやみに対象にこころを奪われ、感覚器官が過剰反応しないように、外に向いている意識を内へと引き戻します。

苦しみ

苦しみを克服する方法として、編み出された実践法がヨーガです。

そして、苦しんでいるのは、本来の自分ではない、苦しみは幻想なのだと気づくことであると、ヨーガは示します。

それには、「自分は肉体ではなく、自分は感情でもない」と、気づくこと。

苦しんでいるとしたら、それは、自分のツール（道具）である肉体と感情を自分自身であると思っていて、肉体や感情に執着するためです。

また、その肉体と感情が外の世界に結びついて、その外の世界の混乱に影響を受けるため、苦しみがやってくるのです。

「こうでなければならない」という自分のこだわり・エゴが、自分を縛り、自由にしてくれないのです。

疑いの気持ち

こころはいつも自由にオープンにしておきたいと思いながら、こころを閉じてしまうことがあります。

どこかに疑いの気持ちがあって、あるいは恐怖があって、なかなか、こころを開くことができません。

疑いの気持ちや恐怖心は、防衛本能だと思われますが、鎧のようなものです。それは、重いし、窮屈です。

こころを爽やかな状態に保つために、こころの扉をいつもオープンにしておきます。

そのためには、自分で自分を信じることができること。自分への疑いの気持ちがない状態です。

自分ですべての責任をもてるという自信があれば、そこに疑いの気持ちが入り込む余地がありません。

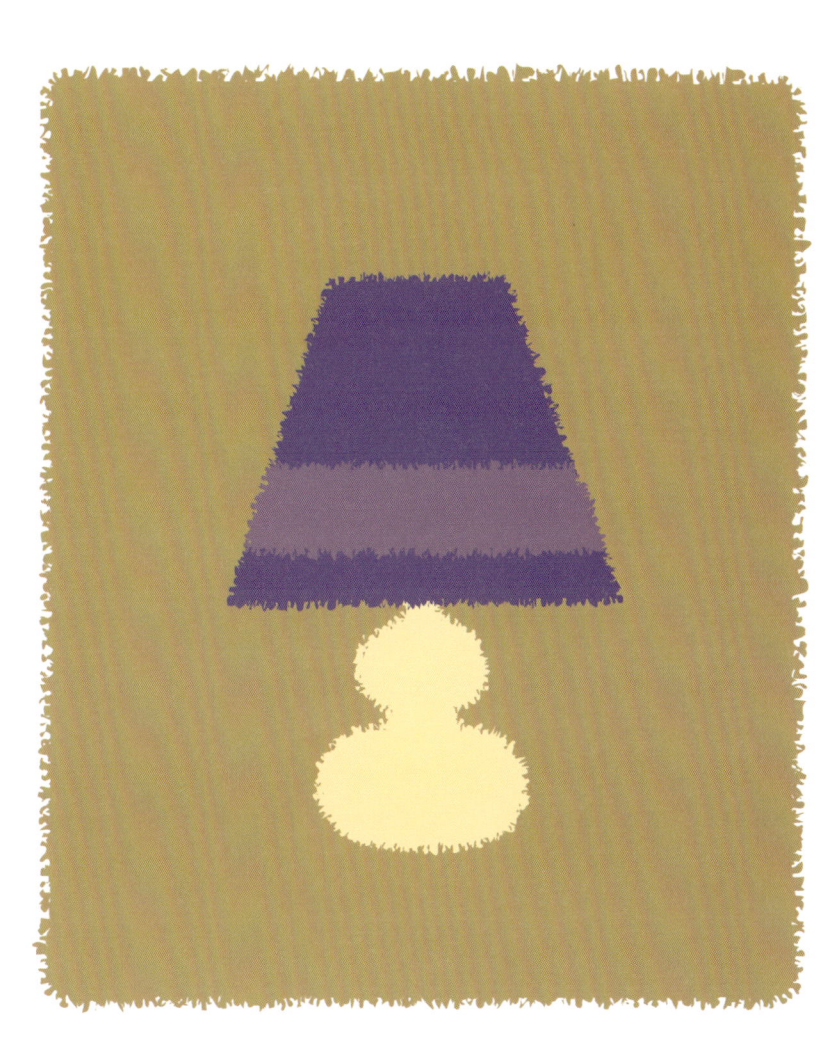

焦り
_{あせ}

　どこを目指して、どこへ行こうとしているのか。忙しい毎日の中で、なんだか焦っています。焦ることで、空回りしている感じです。

　スムーズにいくはずのことも、焦ることで、つまずくことがあります。

　落ち着いて行えば、問題ないことが、焦ることで、ハチャメチャになってしまうことも……。

　まずは、焦っていないかを確認します。焦っているときは、からだと気持ちが前のめりになっています。そして呼吸が浅く、早くなっています。

　からだと気持ちをまっすぐに直し、呼吸をゆっくりにします。こころを平安に保つこと、自由にすることが、自分の目指す方向であったと気づいて、ニュートラルな状態にギアを戻します。

気持ちの闇を払うこと

　夕闇迫る時間や、日が短くなって、夕方が早く訪れる季節になると、なんとなく寂しくなって「今日もあっという間に終わってしまう」と、感傷的になります。

　黄昏どきは、気持ちが落ち込むことがあります。

　日没時間は、大気も不安定で、気持ちも不安定になりがちですが、そのとき、気持ちの闇を払うことが、大切です。

　気持ちのもち方によって、とても素敵でロマンチックな時間と感じることも可能です。

　暗くなる時間ではなく、こころが落ち着く時間としてとらえて、静かな気持ち、穏やかなこころで、日没時間を迎えます。

　夕闇にやがてオレンジ色のライトが灯り、街並みが照らされていきます。こころにも光が灯り、気持ちの闇が消えていくようにイメージします。

大地の礼拝（簡単・ワンポーズ）

地に足をつけて、大地のパワーを感じ、エネルギーを充電します。

①椅子に座ったまま、大地の神に合掌します。

②両ひざを大きく開き、両足の裏をしっかり床につけて、大地に足をしっかりつけているようにイメージします。

③両手を腰の後ろにあて、息を吸いながら腰を前に押し、息を吐きながら上半身を反らせます。顔は前向きのまま、普通に呼吸して保ちます。息を吸いながら、ゆっくり戻します。

④大地のパワー（エネルギー）を与えてくれる、大地の神に感謝します。

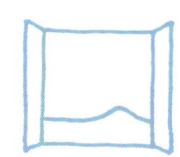

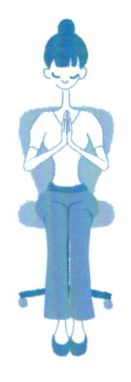
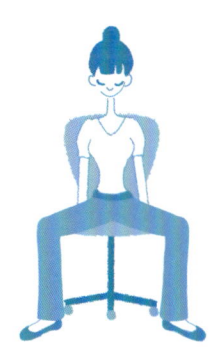
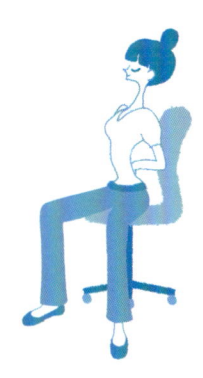

夜のヨーガ
Night Yoga

自分の中にある輝く星

☽

夜になって、一番星を見つけると嬉しくなります。けれど、都会ではなかなか星が見えません。

わたしたちの中にも、本来の自分が輝いているとヨーガでは言います。けれど、煩悩に覆われて、気づくことができないのです。

わたしたちは、外の世界に輝くものを求める傾向があり、外の世界にあるキラキラ輝くものに、こころを奪われます。

輝く星は、自分の中にあると気づいていること。

そうすれば、外の世界に何かを求めてさすらうことも、道に迷うこともなくなります。

静かに座って、自分を見つめ、自分の中にある輝く星を見つけます。自分の中にある星（真我）は、傷つけられることも汚されることもない、外の世界から影響を受けない存在です。

星の礼拝

夜空には、無数の星が輝いています。

宇宙は果てしなく、わたしたちの尺度では、計り知れない大きさです。

地球という星に生まれたわたしたちは、その青い星の上で生かされています。

ヨーガでは、太陽に向かって瞑想すると、宇宙を知ることができるとされています。月に向かって瞑想すると、星の配列を知ることができるとされています。そして、北極星に向かって瞑想すると、星の運行を知ることができるとされています。

インドでは、古代から天文学と占星術が発達していて、天体（星）の知識、配置によって、いろいろなことが決められてきました。

天体（星）と人は、古代から深く結びついていたのです。

光り輝く星の神に合掌します。

邪気を払う

今日一日も頑張りました。

いい出会いや新しい出来事やこころ踊るようなこともたくさんありました。良い縁にも恵まれて、明日も楽しいことがありそうな予感がします。

その一方で、ずっしり肩を重く感じたり、頭の中もいろいろなことがいっぱいで苦しかったり、ネガティヴな感情をもて余している、そんな日もあります。

そんなときは、邪気を払います。

窓を開けて換気を良くします。

そして右手の平で左の首から肩にかけて、ほこりを払うように邪気を払います。それから左手の平で右の首から肩にかけて、同様にします。そして合掌します。

こころを癒す

☽

一日が終わりに近づくと、からだもこころも疲れています。

今日の疲れは、今日とりのぞきたいです。

お風呂に入り、からだを温めてリラックスします。

こころは、今日あったいろいろなことに影響され、傷ついていたり、混乱したりしているかもしれません。

夜は、こころに優しくしてあげる時間にします。

今日あったことは、とりあえず忘れて、今日への執着を離れます。

終わったことに執着することは無駄であると気づきます。

忘れることで、こころを空っぽにして、静寂に憩います。

その静寂がこころを癒してくれるのです。

月の礼拝

月が出てきました。

月はいつでも神聖な存在です。

月を眺めているとこころが静かに落ち着いてきます。

月の癒しの力に感謝します。

月は、潮の満ち引きを導き出し、海洋生物の産卵を支配し、この地球に大きな影響を与えています。

その大きな力を感じ、その力を味方につけます。

満月の日は、東洋では、特に神聖な日とされます。

お釈迦さまが生まれた日、悟った日、初めて法を説いた日、亡くなった日は、すべて満月であったとされます。

天にあって満ち欠けをくり返す月は、不死と再生の象徴です。

月の神は、長寿と霊感を与えてくれると信じられています。

月の静かなパワーを感じ、月の神に合掌します。

月 の 調 氣 法

☾

　エネルギーの管は、からだの真ん中に通っていて、エネルギーの入り口は鼻の穴です。右が太陽の氣道の入り口で、左が月の氣道の入り口です。

　やさしい月の光を感じて、月の調氣法を行います。

　背筋をまっすぐにして座り、右手の人差し指と中指を折り曲げ、親指と薬指、小指は立てておきます。

　月から静かなエネルギーを受けているようにイメージします。

　親指で右の鼻の穴を閉じて、左の鼻の穴から息を吸います。そして薬指で左の鼻の穴を閉じて、親指は離し、右の鼻の穴から息を吐きます。また、親指で右の鼻の穴を閉じて、左の鼻の穴から息を吸い、くり返していきます。三分間行います。（太陽の調氣法の逆パターンなので、やり方のイラストは太陽の調氣法p.21参照）

　月の調氣法は、こころを落ち着け、冷静になることができます。からだを冷ます効果もあります。

月の瞑想

静かに座って、背筋はまっすぐ、肩の前から上、そして後ろへストンと下ろし、肩の力は抜きます。

親指と人差し指で円を作って、ひざの上にのせ、目を閉じます。

夜空の満月をイメージし、その満月を胸のところにもってきます。

その満月を少しずつ大きくして、自分のからだがすっぽりおさまる大きさに広げます。

その月の中に座って、瞑想しているようにイメージします。

自分自身に微笑むようにして、気持ちをゆるめます。

鼻から出て行く息と、鼻から入ってくる息を静かに観察します。

終えるときは、呼吸に意識を向けるのを止め、そして、自分をすっぽり包んでいる月を胸のところに戻します。

その月を夜空に戻して終了します。

天の礼拝

🌙

天の神は、天空の神とも呼ばれ、天を司る神です。

宇宙の創造や豊穣、雨などに、関わりのある神です。

天の神は、暁、太陽、雷など神々の父と言われています。

天という宇宙の大きさは、果てしなく、無辺です。

ヨーガでは宇宙の意識（ブラフマン）と本来の自己・真我（アートマン）を結び合わせます。

ヨーガは結合という意味です。

無辺のもの（宇宙）と一体となることを目指します。

天はまた、光・輝くという意味も含んでいます。

天空には、暁、太陽、雷（稲妻）などがあるからです。

天の神に礼拝することは、自分をとりまいている世界・宇宙を意識し、意識を大きく広げることにつながります。

光り輝き、無辺へと導く、天の神に合掌します。

深いリラックス

夜はリラックスタイムと決めます。自分にやさしくしてあげる時間です。昼間の活動時間とのバランスをとるためです。昼間に活動し夜も活動して、リラックスする時間、休む時間、眠る時間が妨げられると、バランスがくずれて、疲れがどんどん蓄積していきます。

慢性疲労に悩まされないように、深くリラックスします。手首や足首をブラブラしてほぐします。腰の痛みや疲れをとりのぞきます。

手首と足首をほぐす

床に座って、手と足を前方へ伸ばし、手首と足首をブラブラゆすってほぐします。

腰の疲れと痛みをほどく

仰向けに寝た状態で、両ひざを胸のところにもってきて、ひざを縦に手でつかみます。そして両ひざをそろえたまま、大きな円を描くように回し、腰をマッサージします。左右両方向三回くり返します。

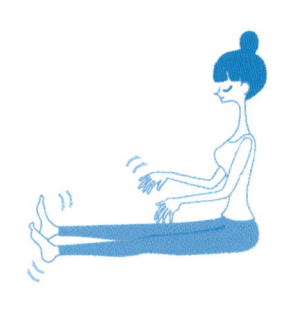

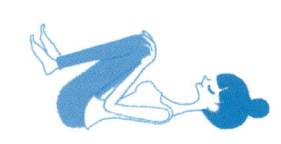

夜のヨーガ

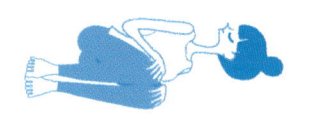

夜の礼拝

夜が訪れると、からだは休む方向へと向かっていきます。

それは頭も含んだからだなのですが、スマホなどに夢中になっていると、頭が休まりません。

目の疲れもピークになります。

夜は、からだもこころも休ませる方向へ、眠る準備の時間とします。

夜の神は女神で、天の神の娘、暁の女神の姉であるとされています。

夜の女神は夜の安全・安心を守護する神です。

わたしたちに休息を与えてくれる慈愛に満ちた女神です。

健やかな夜、眠る時間を迎えられるようにお祈りし、夜の女神に合掌します。

夜の瞑想

夜の闇に光を見出します。

夜も更けてきました。もう眠る時間です。

その前に、少しだけ、自分を見つめる瞑想をします。

床に楽な姿勢で座ります。

肩を、前から上、そして後ろへと回し、ストンと下ろして力を抜きます。背筋はまっすぐ、あごは軽く引きます。

両手の親指と人差し指で円を作り、あとの三本の指は伸ばしてひざの上にのせます。

目を閉じて、呼吸をゆっくりくり返します。

眉と眉の間に、軽く意識を向けます。

真っ暗な闇の中、眉と眉の間に、光を見るように、イメージします。

その光に意識を集中して保ちます。

ぐっすり眠るために

眠りに落ちるときは、一度からだが温まって、冷めていくときだとされています。また、呼吸で言えば、息を吐いていくときに眠りに落ちます。吐く息がゆっくりになって、副交感神経が優位になるとリラックスして眠りがやってきます。リラックスすると手足が温かくなります。からだをお風呂で温め、ヨーガでほぐして温めるとリラックスします。そこからからだが冷めていくときに、自然に眠りがやってきます。

それでもなかなか眠りにつけないときは、呼吸を数えます。息をゆっくり吸っていき、そのまま少し息を保ち、それからゆっくり吐いていきます。

その割合は、吐く息が吸う息の倍の長さになるようにします。例えば、六で吸って、そのまま保ち、苦しくなる前に十二で吐いていきます。

一日を閉じるとき

さあ、今日も終了です。今日一日に感謝し、合掌します。

そして、からだとこころが深く休まるように、熟睡して宇宙の意識と一体となれるように祈ります。

今日も一日が、平穏であったことに感謝します。

もしも今日一日が平穏でなかったなら、明日という一日は平穏であるように祈ります。

「いろいろなことがあっても、こころは平穏でありますように」と。

星の礼拝（簡単・ワンポーズ）

夜空の星と自分の中にある輝く星を結び合わせます。

①正座で、星の神に合掌します。夜空の星と自分の中の星をイメージします。

②右手の指を、左ひざに近いふくらはぎとももの間にはさみます。

③左手は右の腰に手の平は外向きにつけます。息を吐きながら、左の方へ上半身をねじり、顔は真後ろを向きます。普通の呼吸でしばらく保ちます。吸いながら、上半身を戻します。息を吐きながら正座に戻ります。

④左側も同様に行います。

⑤夜空の星と自分の胸の中にある星を結びつけます。星の神に感謝します。

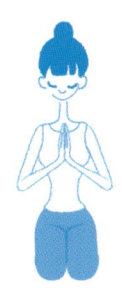
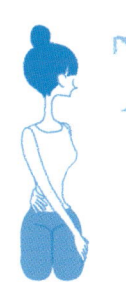
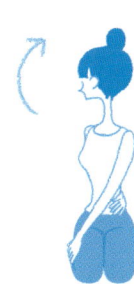

月の礼拝（簡単・ワンポーズ）

🌙

月の光に限りなく癒されます。

①正座で、斜め四十五度上に月をイメージし、月の神に合掌します。

②両手をひざの両側の床につけて、お尻を少し上げ、足の指の付け根を床につけて、お尻をかかとの上にのせ、背筋をまっすぐにします。息を吸いながら両手を前方から頭上に伸ばします。普通に呼吸して保ちます。

③息を吐きながら、両手を前の床につき、お尻はかかとにのせたまま、ひれ伏すように両手を前にひたいを床につけます。

④ゆっくり呼吸して保ちます。

⑤息を吸いながら、からだを戻し、両手をひざの両側の床について、お尻を少し上げ、足先を床に戻し、正座に戻ります。

⑥こころを癒してくれる、月の神に感謝します。

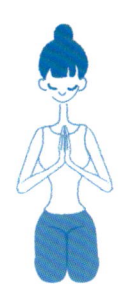

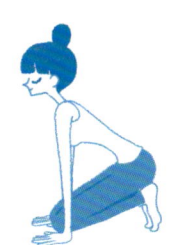

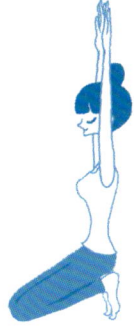

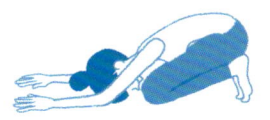

天の礼拝（簡単・ワンポーズ）

☾

すべてを生み出し、すべてを見守る天に感謝します。

①正座で、天の神に合掌します。

②息を吸いながらその手を頭上に伸ばしていきます。その手を斜め四十五度
に開きます。

③斜め上を見ます。普通に呼吸してしばらく保ちます。

④顔を正面向きに戻します。息を吸いながら、両手を頭上に戻し合掌し、息
を吐きながら、胸の前に戻します。

⑤見守ってくれている、天の神に感謝します。

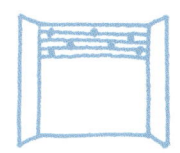

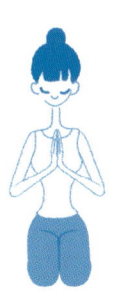
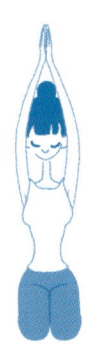
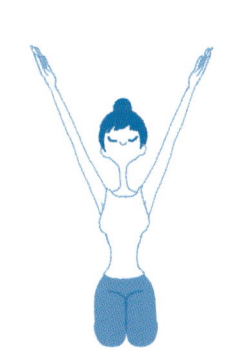

夜の礼拝（簡単・ワンポーズ）

夜にリラックスします。

①シャヴァ・アーサナ（仰向けに寝た状態で、頭から尾てい骨まではまっすぐ、足は腰幅より広めに開き、足先はぶらっと外側に倒します。両手はからだから離し、両手の平は上向き、後頭部を平（たいら）に床につけて軽く目を閉じます）で横たわります。

②宇宙に横たわっているようにイメージします。夜の神に合掌します。

③両手を頭の上に伸ばし、からだ全体を大の字に伸ばしていきます。気持ちは宇宙の果てまで伸ばします。

④シャヴァ・アーサナに戻ります。

⑤下半身を意識して、力を抜いてリラックスします。

⑥上半身を意識して、力を抜いてリラックスします。

⑦顔、頭を意識して、力を抜いてリラックスします。

⑧全身を意識して、力を抜いてリラックスします。

⑨宇宙に溶けていくようにイメージし、深くリラックスします。

⑩深いリラックスに導いてくれる、夜の神に感謝します。

124

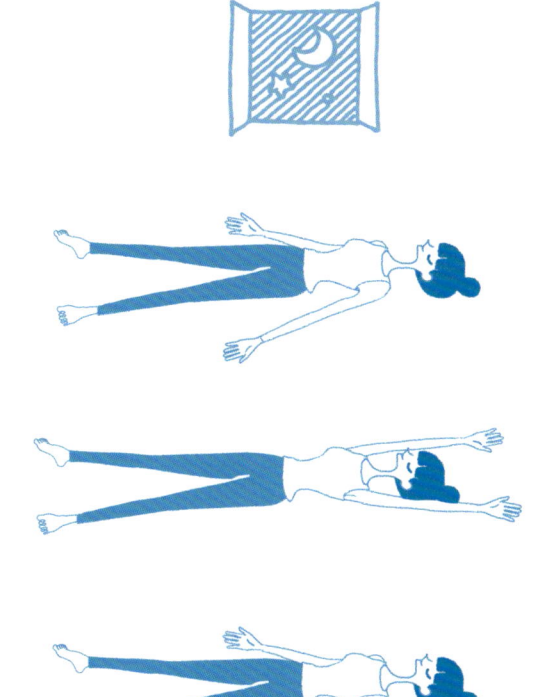

休日のヨーガ

Holiday Yoga

休日の過ごし方

❀

　仕事と休養のバランスは、心身のバランスをとるために、とても大切です。

　仕事中毒は、すでにバランスを欠いた状態です。

　ヨーガの実践により、からだとこころに良くないものから解放されます。お酒、タバコ、ギャンブルなど、中毒性、依存性の高いものへの強い執着が消えていきます。

　人への執着、物への執着、買い物欲、食欲、カフェイン、薬などへの過度の執着、依存からも自然に離れることができます。

　休日は、からだとこころを休めます。けれど、ゴロゴロ、ダラダラするのではなく、リラックスします。

　仕事から離れ、からだとこころをゆるめます。

　ただし、起きる時間は、普段の日と同じにして、生活のリズムをくずさないようにします。

リセットすること

　仕事や対人関係でいろいろあっても、リセットします。

　ヨーガの時間は、からだとこころをリセットする時間です。

　休日は、同じように、からだとこころをリセットする日で、自分をよく観察し、たまっている思いや老廃物をとりのぞきます。

　自分で勝手にためこみ、しょいこんでいるものを、自分の責任において捨てること、空っぽになるようにイメージします。

　床にシャヴァ・アーサナ（p.124参照）で横たわります。

　吐く息とともに、ネガティヴな感情や疲れが、外に出ていくようにイメージします。

　からだは、軽くなって床から浮くようにイメージします。

　こころは、空っぽになって楽になっていきます。

「何もためない、しょいこまない」と自分に言います。

ニュートラルに戻る

❀

　頑張り過ぎて肩に力が入っている、評価されたいという気持ちが強くて焦りが隠せない、など、無理していることが疲労を呼んでいます。

　休日は、背伸びも無理もしなくていい日です。本来の自分自身で居る、ニュートラル（中立）に戻る日です。

130

　普段の日は、なんらかの緊張があります。その緊張をほどくのが休日の役割です。

　ヨーガの実践でも、必ず緊張と弛緩を交互に行います。そうすることで、交感神経と副交感神経のバランスがとれ、自律神経が調います。

　ニュートラルな自分を知っておくこと。飾り気のない、素顔のあるがままのナチュラルな自分です。

　極端を離れた、ニュートラルな休日を過ごします。

からだとこころのメンテナンス

休日は、からだとこころのメンテナンス日とします。ヨーガの考え方では、からだは自分の人生を、目的地に運んで行ってくれる車です。

車は、車検があって、点検したり、修理したり、メンテナンスをします。

それと同じように、からだも、調子よく保つために、メンテナンスをします。

からだをほぐし、リラックスします。（p.112〜113、p.124〜125参照）

こころも、精神的にギリギリまで追い込まれることがないように、メンテナンスします。

こころは、静かに座って、呼吸を調え、リラクゼーションと瞑想することで、リラックスします。（p.91、p.124〜125、p.115参照）

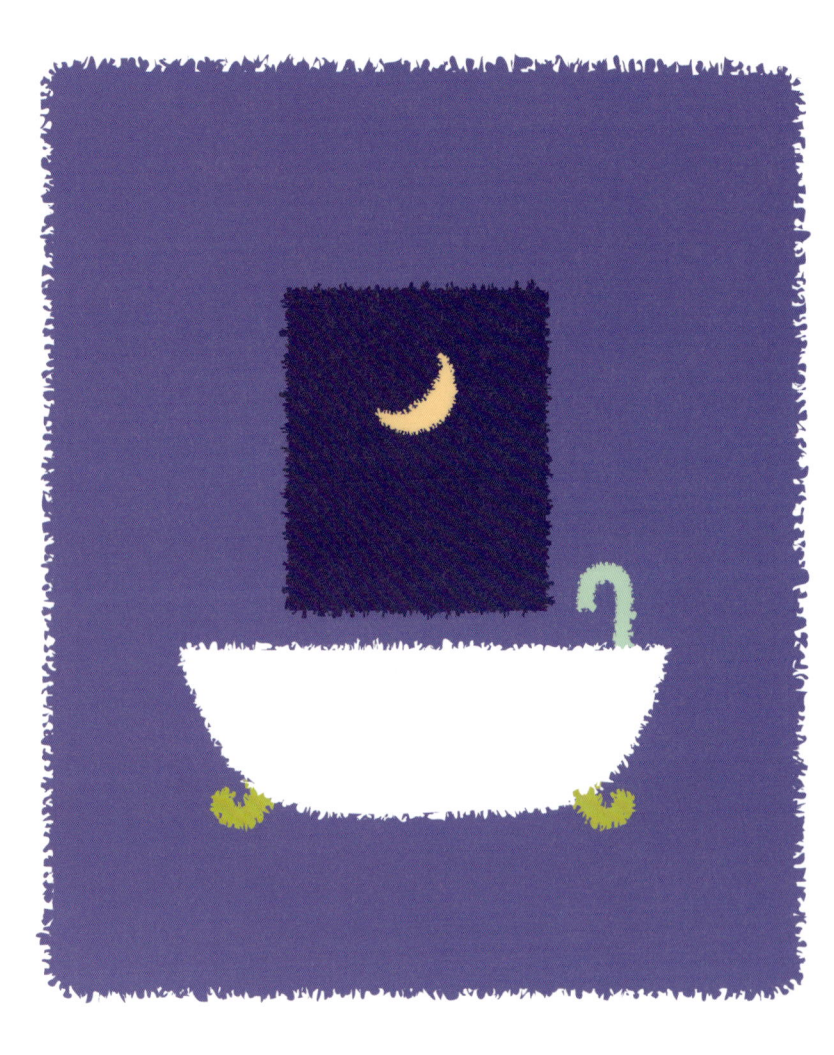

判断しない日

🪷

　わたしたちは、朝起きたときから夜寝るときまで、ずっと何かを判断して生活しています。そしてその判断が正しかったのか、正しいのか、迷い悩みます。そのことで頭が疲れます。

　ヨーガをするときは、判断することをお休みして、ただ観察すること、ただあるがまま受け入れます。

　それと同じように、休日は、「判断しない日」にします。そうすることで頭を休めることができます。そうは言っても、なかなか、頭は休んでくれません。判断することを止めることは容易ではないのです。

　そんなときは、マントラ「オーム」を唱えます。マントラを唱えることで、唱えることだけに集中し、他の判断が入りこまない時間を過ごすことができます。二十分「オーム」のマントラを唱え続けると、からだの細胞が深く癒されると言われています。

姿勢を整えるために

✿

腹筋をつける（簡単・ワンポーズ）

①床に足を投げ出して座り、両ひざを立てて、両手でひざの裏を支えます。
足先を上げ、息を吸いながら、両かかとを床から三センチ、浮かせます。
普通に呼吸して保ちます。（腰が痛い人、きつい人はここまで）

②息を吸いながら、ひざから足先までを床に水平に伸ばします。（きつい人はここまで）

③余裕があれば、息を吐きながら、その足を少し前方へスライドさせ、手を離し、手の平はひざの方向きにします。

④普通に呼吸して、しばらく保ちます。手をひざの裏に戻し、スライドした足を戻し、息を吐きながら、足を床に下ろします。

⑤シャヴァ・アーサナでリラックスします。（p.124参照）

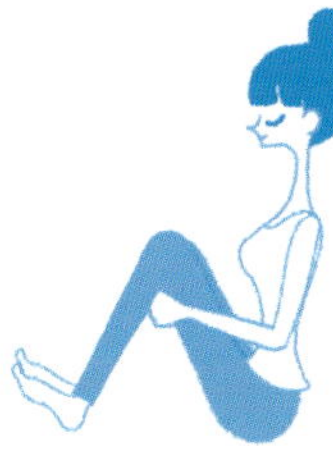

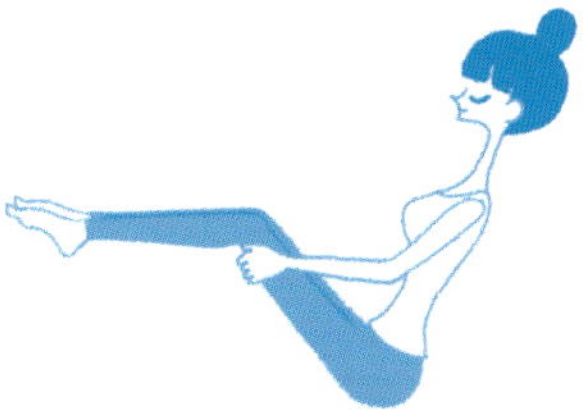

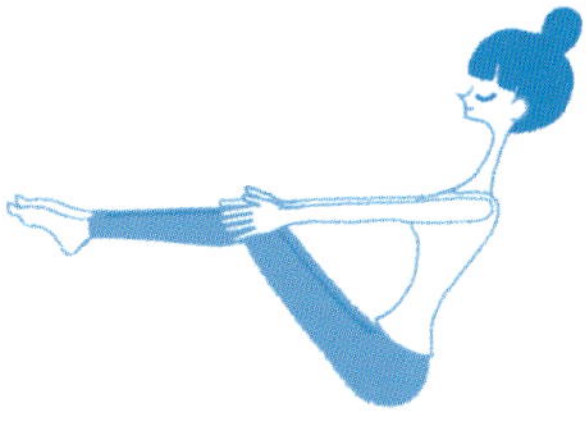

背筋をつける（簡単・ワンポーズ）

① うつ伏せになります。

② 両手の平を胸のわきの床に置き、親指を胸につけます。

③ 息を吸いながら、顔と胸を上げて、前方を見ます。（首が痛い人は下向き、腰
  が痛い人はここまで）

④ 余裕がある人は、顔を少し上向きにします。

⑤ 普通に呼吸してしばらく保ちます。

⑥ 息を吐きながら、戻します。

⑦ シャヴァ・アーサナでリラックスします。（p.124参照）

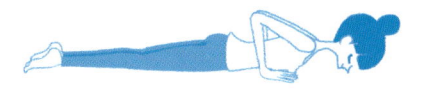

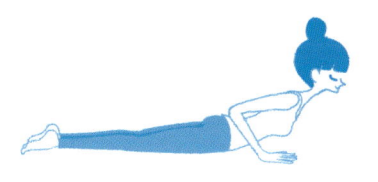

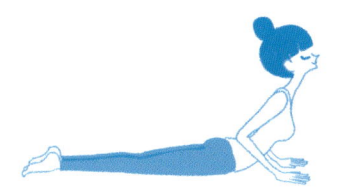

側筋をつける（簡単・ワンポーズ）

①床にあぐらか、正座か、足を組んだ状態（足が痛くない座り方）で座ります。

②右手を右向きに床に置きます。息を吸いながら、左手を横から肩の高さまで上げ、息を吐きながら手の平を上向きにします。

③息を吸いながら、耳に左腕をつけるように上に伸ばします。息を吐きながら、右の方へからだを倒し、左側面を伸ばします。

④普通の呼吸でしばらく保ちます。

⑤息を吸いながら、左手を上に戻し、息を吐きながら左手を肩の高さまで下ろし、息を吸って手の平を下向きにします。息を吐きながら左手をからだの脇に戻します。

⑥反対側も同様に行います。両手をひざの上に戻します。

⑦姿勢が良くなった状態で、目を閉じて、しばらく座ったまま、呼吸を調え、吐く息、吸う息を静かに観察し、瞑想します。

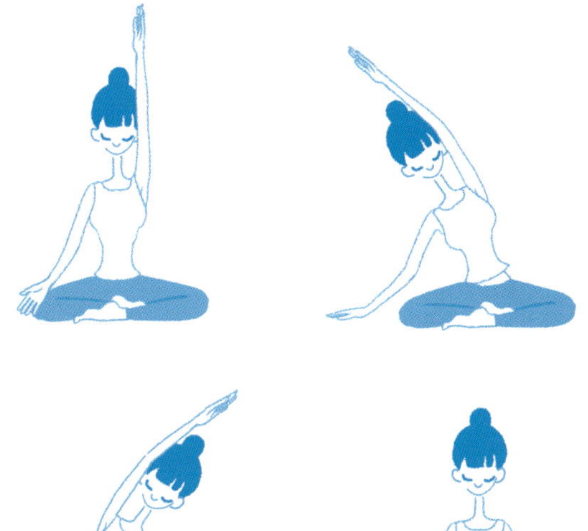

自由という風・自由という光

🪷

　休日は自分を休む日です。誰でもない、肩書きのない自分です。

　本来の自分は、肉体でもなく、感情でもない、外の何からも影響を受けない存在です。

　からだを意識しなくても良いように、からだを忘れてしまえるように、邪魔にならないからだを目指します。

　からだがヨーガによって、調えられると、「暑さ・寒さ」から解放されます。

　感情は、外の対象物に結びつくことにより、揺れ動き、混乱します。

　休日は、本来の自分自身と居る時間とし、そこにゆったりと憩います。

　静寂の中で、自由という風を感じ、自由という光が降り注いでいることを感じます。

毎日を平穏にするヨーガの習慣

❀

　ヨーガの実践により、疲れにくくなります。ヨーガを行って疲れたというのは、何かが間違っているか、やり過ぎかもしれません。

　ヨーガの実践により、疲れがとれ、楽になります。
『毎日を平穏にするヨーガの習慣』により、自然にヨーガの考え方やこころのあり方ができるようになり、からだの姿勢が整って、深い呼吸ができるようになれば、毎日を平穏に過ごせるようになります。

　こころが平穏であれば、どこへ行っても大丈夫。自分をとりまく環境もやさしく感じられます。

　朝は爽やかで、昼は氣が満ち、夕は落ち着いていて、夜は深くリラックスしています。

　季節の変化、春の喜び、夏の輝き、秋の涼しさ、冬の静けさなど、それぞれに楽しむことができます。

おわりに

ॐ

性急に何かを達成しようとすると、焦ってこころは穏やかではいられません。

すべてのことに感謝し、少しずついろいろなことを控(ひか)えめにすることで、毎日を平穏に過ごせるということをヨーガから学びました。

たとえば、食べることを控えめにすることで、からだはすっきり、頭は明晰になり、こころは穏やかです。

しゃべることを控えめにすることで、静けさが訪れます。

獲得することや欲望を控えめにすることで、日々の生活はシンプルになってきます。

というわけで、この本も、激しい動きや過激な考え方はなく、控えめな内容となっております。

ひとりひとりのこころが穏やかになり、平穏な毎日を過ごし、世界が平和であることを願っています。

赤根 彰子

あかね あきこ

大学で美術、大学院で仏教学・インド哲学を学ぶ。学生時代よりヨーガを実践し、インドに渡り、ヨーガ道場にて修行。インドのヨーガ大学を卒業し、東京・横浜にて、ヨーガの指導、講演、執筆等を行う。ヨーガ指導歴29年。アサンガヨーガクティ主宰。

著書 『こころのヨーガ』『じっせんこころのヨーガ』『ことばのヨーガ』（アノニマ・スタジオ）『いつでもどこでも ヨーガな暮らし』（佼成出版社）『岡倉天心　その生涯を彩る思想』（大蔵出版）他

CD 「音の礼拝」（音楽・向後 隆：解説・赤根彰子／プレムプロモーション）「ヨーガ ベスト」（音楽・向後 隆：解説・赤根彰子／キングレコード）「こころのヨーガ Day by Day」（音楽・向後 隆：解説・赤根彰子／Drop Label）

DVD 「DVDでおぼえる赤根彰子のベーシック・ヨーガ」「チャクラ活性法」（bon-music）

「リラックスヨーガ」「マントラヨーガ」「ヨーガニドラー」「ヨーガセピー」「アサンガヨーガ」「シャーンティヨーガ」「シニアーズヨーガ」「自己を知るヨーガ」「着席ヨーガ」「ヨーガ・スートラ」「バガヴァッド・ギーター」クラスを開催。

http://gendaiyoga.com

参考文献：ヴェロニカ・イオンズ著『インド神話』（青土社）

佐保田鶴治著『ヨーガ根本教典』（平川出版社）

毎日を平穏にする ヨーガの習慣

2017年9月19日発行 ［初版第1刷発行］

著者　赤根彰子
ⒸAkiko Akane 2017, Printed in Japan

発行者　藤木健太郎

発行所　清流出版株式会社
東京都千代田区神田神保町3-7-1 〒101-0051
電話 03（3288）5405
http://www.seiryupub.co.jp/
（編集担当　古満　温）

印刷・製本　大日本印刷株式会社

乱丁・落丁本はお取り替え致します。
ISBN978-4-86029-467-0